真健康

HEALTH

食品不安全的年代 如何自保？

顏宗海醫師教你怎麼吃最安心！

顏宗海醫師——著

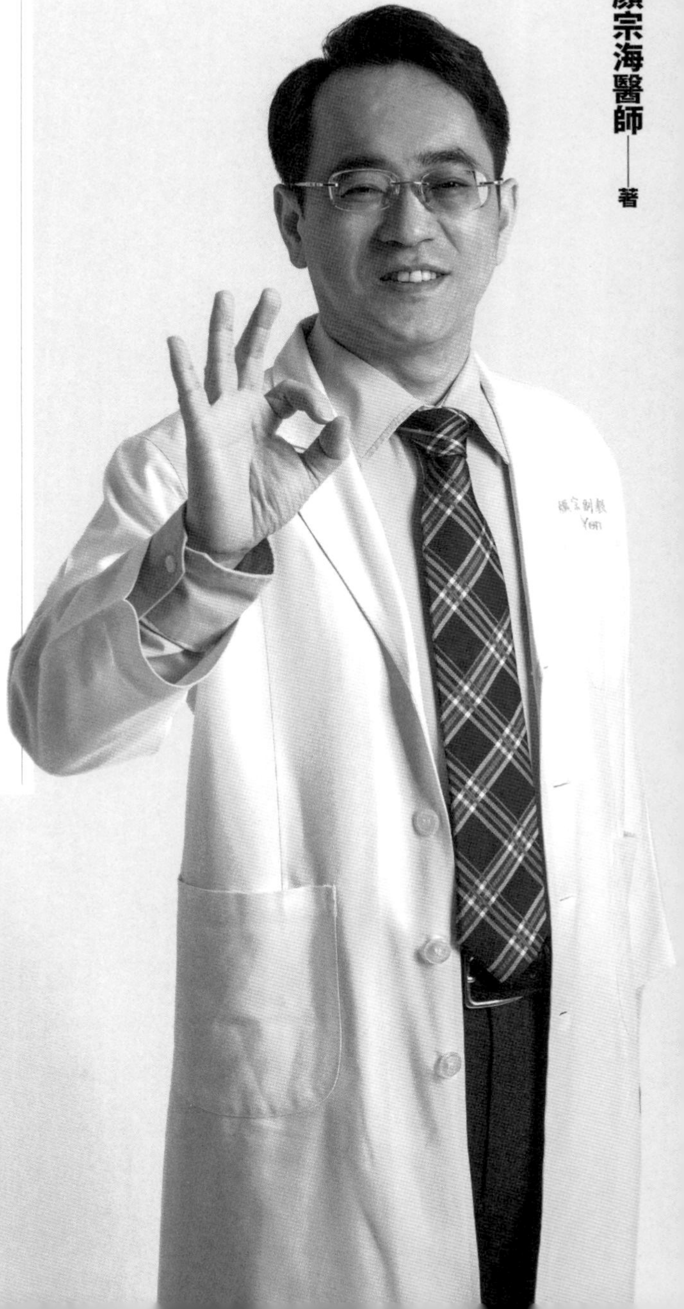

食安知識不但是力量，更是護身符！

【前立法委員】田秋堇

記得小時候，吃的東西大多是自己家裡做的，譬如年糕吧，浸過的米，要一杓一杓放到石磨裡，慢慢磨成米漿，再放到布袋裡，綁在長板凳上徹夜將水瀝乾，再加入黑糖攪拌……我還記得站在燒著柴火的大灶旁，看著田媽蒸著香甜黏稠好滋味的年糕，過年的幸福感油然而生。

我也吃過田媽只用雞蛋、牛奶、水、糖，自家烤的布丁，當時市面上還沒量販布丁，吃到這種正宗美味布丁，沒有幾個孩子忘得了這滋味！

正因為我吃過這種布丁，當我看到電視廣告上那種ㄉㄨㄞ到會轉圈晃動的布丁，我只覺得那是不知加了什麼添加物的「怪種布丁」，對我一點吸引力也沒有！

當然現在我也和大家一樣，不可能親自做年糕、親自烤布丁，我和很多媽媽一樣，必須在這個充滿食安陷阱的環境裡，發揮智慧「採集」真正的好東西回來給自己和家人食用。

但在這個單單合格人工添加物就八百多種的時代，再加上各種黑心食品、有害物質四處流布的環境裡，我們要如何趨吉避凶，吃到對我們健康有益的食物呢？

在立法院參與「食品安全衛生管理法」修法時，我發現法律雖然可以訂定各種有關製造工廠、量販廠商、食品標示等等的規定，但消費者在購買食品時，仍難免會面對某些法律規範不到的灰色地帶，或有些業者刻意規避法律所佈下的「陷阱」，我們要如何趨吉避凶呢？

知識就是力量！當我們瞭解得越多，就越能識破各種食安障眼法，譬如說，強調沒有放抑菌的防腐劑，就要小心，其實是否放了比防腐劑更傷身的東西來殺菌每一個家長都是小孩的食安導師，我們買回家的東西，會成為孩子未來的「食品標竿」，特別是現在的食安法規定，食品所有的成分都要全部標示在外包裝上，消費者若擁有越多食安知識，就越能瞭解標示內容所透露的訊息，越能保護自己和家人！

我長期關心食安問題，所瞭解的食安訊息也比周遭的朋友多一些，感謝顏宗海醫師這本書，讓我增長了許多原本不知道的食安知識，深覺學海無涯，對消費者而言，食安知識不但是力量，更是護身符！若想增加自己的食安「功力」，就請好好看顏醫師的這本書吧！

增加對危害的掌控，遠離食安風暴

【立法委員／食安專家】吳焜裕

這是一本極具代表性的書籍，由顏醫師來推廣平易近人的飲食安全議題，當政府把關過程不被公眾所信任時，我們可以做些什麼來守護自己與家人的健康呢？這本就是希望能帶領大家了解各種生活中危害的迷思與隱憂，增加自己對危害的掌控，進而遠離食安風暴。

第三章「毒物學世界」，是我一直想努力的方向，將毒理學寫成淺顯易懂的文字讓社會大眾均能理解毒物在體內的代謝過程，這些物質如何對人體產生危害、跟哪些生活中的接觸有關，進而引發大眾對於環境中有害物質探討的興趣與了解，為台灣培育人才的苦心值得肯定。對我而言，〈滑手機也能滑到中毒〉這一篇短文也是新鮮事，更切中了當代大眾仰賴 3C 產品的隱憂，未來對３Ｃ周邊產品的危害一定還會有更多討論，邀請大家持續關注這個議題。

顏醫師就腎臟科的專業寫出了第四章「做健康的人生「腎」利組」，腎臟是體內的重要過濾器官，也是許多慢性病與環境汙染物可能傷害的目標，因此顏醫師教導大家如何保健，非常值得參考來照顧自己與家人。

極力推薦大家閱讀本書！

健康飲食，再也不是難事

【毒物實驗室／護理師】譚敦慈

民國八十四年顏宗海醫師於林口長庚醫院擔任住院醫師時，跟著林杰樑醫師學習，也正是那時候我認識他。算一算，我認識顏醫師已有二十多年，從他擔任住院醫師，晉升主治醫師，遠赴英國進修博士學位，再到他學成歸國，與林醫師建立深厚的師徒情緣。這麼多年下來，我看著他一路成長茁壯，儘管醫學之路學習過程艱辛且漫長，但顏醫師照顧病患的熱情未曾減弱，對研究、教學也一直認真看待，對師長朋友也始終如一的真誠對待。現在，顏醫師要跟大家分享食品安全與健康的關係，我很開心能夠為他寫序，讓大家更認識顏醫師。

我的先生林杰樑醫師，除了醫院的臨床工作和研究之外，對於國內食品安全的把關總是不餘遺力，不畏強權、毫不妥協地向黑心食品說不。為了指導民眾正確的飲食觀念，更是多次親上媒體及座談會向民眾深入淺出地解說食品安全的重要性，以及如何挑選健康的食物。林醫師離開後，顏醫師傳承其理念，在繁忙的醫院工作之於，經常參與各類活動及媒體新聞向民眾宣導食品安全與健康的關聯，並在大學開立相關課程，希望民眾能選擇正確且健康的食品或用品。

近年來，隨著食安議題日益受到重視，黑心食品相關新聞屢出不窮，媒體及網路上食安知識越來越多，但是很多觀念並不一定正確，網路上更出現許多似是而非的錯誤觀念，反而造成民眾無法適從。在這本書的第一章節先分析了近年來台灣的食安事件與可能造成的健康危害，清楚的點出如何避免吃到黑心食品，並提出建議如何減少食安問題。第二章節中則告訴讀者如何選擇安全的食品及容器，同時告訴大家如何吃，怎樣喝水最健康，讓讀者能夠依循其建議，在日常生活中吃的安心，吃得健康。接下來顏醫師以一位毒物科醫師的角度，在第三章節描述了常見的中毒案例，如鉛中毒，一氧化碳和酒精中毒等，分別就中毒後的身體傷害及預防方式叮囑讀者如何保護自己。腎臟是人體的主要排毒器官，食品或環境中的毒物進到體內，或多或少都會對腎臟造成損傷，因此第四章節以淺顯易懂的筆觸，讓讀者可以了解腎臟在體內所扮演的角色，如何吃可以避免腎臟傷害。

現代人越來越重視養生，如何吃得健康成為一個重要的課題，目前已知經由健康的飲食控制及不抽煙不喝酒，可降低約百分之七十的癌症及慢性疾病發生率。本書內容講述了一些食的安全與健康原則，只要能夠在日常生活中提醒自己，相信健康飲食再也不是一件難事。

目錄

第一章　食不食安，誰來把關？

第二章　防毒當自強，我該怎麼做？

第三章 毒物學世界

第四章 做健康的人生「腎」利組

第一章

食不食安，誰來把關？

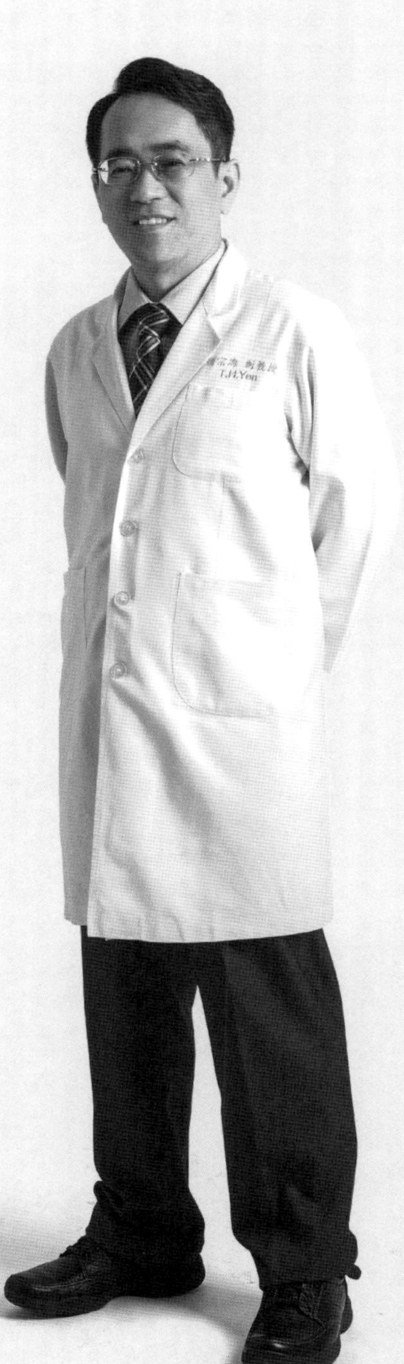

那些年，食安問題層出不窮

許多人聽到我說話時有一種特別的口音，總會好奇地問：「顏醫師，你是華僑嗎？」

是的！我來自馬來西亞檳城，父親是出生於馬來西亞的第二代華人，經營中式糕餅生意。一九八六年，我考上馬來亞大學土木工程系，同時也獲得台灣大學醫學系的錄取通知。對於當地學生而言，能夠考上馬來亞大學是一件非常不容易且光榮的事，很少人會放棄；而台大醫學系必須修習長達七年，可想而知，將會是一條漫長又辛苦的道路。但我從小就對醫學及生物科學抱有濃厚的興趣，也想要出國闖一闖，擴大自己的視野，因此幾經思量之後，還是選擇了就讀台大醫學系。

台大醫學系畢業後，我進入長庚醫院工作。在林口長庚紀念醫院內科部前三年是在各科輪流接受住院醫師訓練，第四及第五年則在腎臟科次專科擔任總住院醫師，也很順利地升上腎臟科主治醫師。還記得剛當上主治醫師時，一開始真的有「多年媳婦熬出頭」的感覺，但過沒多久，我就發覺醫療專業知識日新月異，自己所學的似乎還不夠，於是擔任主治醫師三年後，便向醫院申請公費留學，帶著家人前往英國倫敦大學瑪利皇后學院攻讀博士學位。當時花了三年的時間取得博士學位，回國後繼續在長庚醫院腎臟科服務，不知不覺已過了二十個年頭。

這些年來，我一直鑽研腎臟及毒物這個領域，除了發表過一百多篇國際期刊論文之外，在門診也看過不少形形色色的病人，對於台灣成為「洗腎王國」這件事真的很有感觸。我常想，如果大家對於腎臟及飲食的觀念再正確一些，也許就不會有這麼多人需要洗腎了。

我擔任臨床醫師二十多年，看到太多病患因為飲食失衡造成慢性疾病的案例，此外我也觀察到，有越來越多患者既沒有糖尿病或高血壓的遺傳史，也不會擅自亂吃成藥，但腎功能非常不好，有些人甚至腎臟無緣無故地就壞掉了！而且年齡層有越來越低的趨勢，令人憂心。

台灣人洗腎的發生率一直居高不下，雖然沒有明確證據顯示它們跟黑心食品有一定程度的關係，但從之前發生過的順丁烯二酸毒澱粉、鄰苯二甲酸酯塑化劑非法加入食品等重大食安事件來看，如果能夠從食品原料源頭管制，就可以減少罹患重大疾病的機會。

根據衛生福利部國民健康署二〇一五年公布的一項資料顯示，每五分二十六秒當中就有一人罹癌，男性罹癌人數最多的是大腸癌，女性則是乳癌。此外，全世界洗腎人數最多的就是台灣。

曾經有位名人的女兒驚傳罹患直腸癌引起了社會的關注，她才三十多歲，不菸不酒、生活作息正常、平常也十分注重運動。而這位名人受訪時氣憤地說，女兒是被黑心油所害。當然，沒有直接證據顯示當事人罹患癌症跟黑心油有關，但已知動物蛋白遇到高溫油炸會產生異環胺，增加罹患大腸直腸癌的風險。我們在外食中常見的炸豬排、炸雞排也容易出現異環胺、多環芳香烴等致癌物。此外，有些黑心餿水油裡含有金屬鉛，鉛有腎毒性，這也可能是導致腎臟出問題的原因之一。

至於女性的頭號殺手乳癌，則被懷疑與塑化劑有關。塑化劑是一種內分泌干擾物，長久暴露之下可能會增加罹患乳癌的風險，之前某些運動飲料及茶飲曾被驗出含有微量塑化劑，如果常常喝的話，可能會提高致癌率。

有一次，我的門診來了一位五十多歲的中年男性病患，經過抽血檢查報告後，我很清楚地告訴他：「先生，你的腎臟功能不好，介於正常人與洗腎之間，所以一定要好好地治療，否則將來可能會面臨終身洗腎。」

他聽了之後，非常生氣地說：「我的病就是吃了黑心油造成的，政府公布的黑心油品我通通有吃到！顏醫師，你幫我開診斷證明書，證明我是吃到這些黑心食品所以腎功能不好，我要去告廠商！」

很多病患向我抱怨黑心食品是導致他們的健康出問題的主要原因。也常有基層民眾向我反應他們的心聲，「顏醫師，我看到你在媒體上的發言，覺得你講得很好，我很支持你，希望你可以集結大家的病例，協助民眾向廠商求償！」

每次聽到這樣的話，我的內心都感到非常慚愧，因為身為醫師，並沒有辦法開立這樣的診斷書。有些病人本來就是糖尿病、高血壓、腎臟功能不好的高危險群，加上長期大量吃到含有順丁烯二酸的黑心食品，才加速病情惡化。黑心食品吃了不會馬上讓身體壞掉，也不會讓腎臟器官立即衰竭，但是這些都是慢性的身體傷害，長期下來會導致末期腎臟疾病。不過患者健康會出問題往往是二、三十年後的事情，隔了這麼久的時間，也無從舉證它們之間的因果關係。因此，在食品還沒吃下肚前做好把關的工作，更顯得重要。

腎臟是人體很重要的代謝器官，卻也是最沉默的器官，即使功能出現異常，病患通常也不會有感覺，往往都是因為其他疾病就醫時才發現。很多病人的飲食和生活習慣有潛在的腎臟功能危機卻不自知，他們常常在身體不適、發病後才就醫，但通常為時已晚。

以下是近五年來台灣發生的重大食安事件整理，希望能夠喚起大家對於食安問題的意識，並且正視這些問題。

近年重大食安事件一覽表

時間	事件	內容
二〇一五年十一月	熱狗使用工業級原料	食物原料行涉嫌在熱狗、火腿和培根加入工業用亞硝酸鈉，供貨給多家早餐店
二〇一五年十一月	回收過期肉品、蔬菜再販賣	畜牧業者從賣場回收過期的蔬果、肉類等食品，清洗後再轉賣給下游餐飲業者。
二〇一五年五月	蜜餞摻工業用原料	工業原料行販賣工業級偏亞硫酸氫鈉及銨明礬給蜜餞業者。

二〇一五年四月	茶飲有農藥殘留	多家茶飲店原料被驗出農藥殘留。
二〇一五年四月	藥品含工業級原料	藥品大廠使用工業用碳酸鎂及碳酸鈣原料。
二〇一五年三月	胡椒粉等製品摻工業用原料	食品工廠以工業級原料取代食品級的碳酸鎂，並混入胡椒粉、胡椒鹽、咖哩粉等調味粉和食用色素當中。
二〇一五年三月	海帶以工業用碳酸氫銨泡製	業者以工業用碳酸氫銨、硫酸鋁銨（明礬）浸泡海帶。
二〇一五年三月	潤餅皮添加工業漂白劑	潤餅皮業者違法使用工業用的漂白防腐劑吊白塊（次硫酸氫鈉甲醛）。
二〇一五年二月	鴨血混雞血	業者製售鴨血混合雞血。
二〇一四年十二月	豆製品含工業染劑二甲基黃	豆製品被驗出含工業染劑二甲基黃。
二〇一四年十一月	醃薑泡工業鹽丹	食品工廠以工業用添加物「氯化鈣」（俗稱鹽丹）來醃製薑。

二〇一四年十一月	洗腎藥桶裝食物	食品業者以洗腎空桶盛裝仙草茶，還用化工級石膏製作豆花。
二〇一四年九月	劣質豬油	油品製造廠以進口的非食用豬油及回收的餿水油，重製成劣質豬油。
二〇一四年七月	大閘蟹驗出氯黴素	中國大閘蟹被驗出含氯黴素。
二〇一四年七月	水產品含禁藥孔雀綠	水產品抽驗被檢出含禁藥孔雀綠。
二〇一四年四月	肉品灌注保水劑	肉品公司涉嫌將牛、羊肉填充大量保水劑加水按摩後冷凍販賣。
二〇一四年四月	雞蛋殘留抗生素	雞蛋被檢出殘留抗生素氟甲磺氯黴素和脫氧羥四環素。
二〇一四年二月	火鍋湯頭標式不實	連鎖火鍋業者遭披露湯頭是由味精、大骨粉等十多種粉末調製而成，並非天然熬製。

二〇一四年二月	新鮮豆芽菜使用漂白劑	業者以工業用連二亞硫酸鈉和漂白劑次氯酸鈉漂白新鮮豆芽菜。
二〇一三年十月	食用油混其他油品，且含銅葉綠素	國內某食品廠生產的橄欖油，被查出添加低成本葵花油及棉籽油混充，且還添加銅葉綠素調色。
二〇一三年十月	馬鈴薯類商品含龍葵鹼	連鎖漢堡店銷售之馬鈴薯類商品含致毒物質龍葵鹼。
二〇一三年八月	麵包標示不實	連鎖麵包店之標榜「天然酵母，無添加人工香料」；但製作麵包時，摻入人工合成製造出的香精
二〇一三年五月	毒澱粉（違法食品添加物事件）	業者使用並未核准在案之工業級順丁烯二酸製造化製澱粉，流入眾多澱粉類食品中。
二〇一一年四月	塑化劑	原料供應商在合法食品添加物「起雲劑」中，使用工業用塑化劑。除了飲料商品外，影響範圍亦擴及糕點、麵包和藥品等。

違法添加物，真的只有詐欺，沒有健康疑慮嗎？

台灣素有「美食王國」之稱，吸引了世界各國的觀光客慕名而來。只是近年來食安問題層出不窮，許多人開始對國內的食安環境失去了信心。其實食品添加物在一定劑量內、合理的規範使用下，基本上應該是安全無虞的，但最讓人害怕的是食品業者添加的成分常令人無法想像。

違法業者常使用的手法

加工食品一定要有添加物，否則無法保存太久，主管機關也認可業者合法加入添加物，衛福部於「食品添加物使用範圍及限量暨規格標準」公布了十七類、八百項食品添加劑，全都有明確規範可以使用在哪些食品、劑量為多少。若是在一定劑量內，人體能自行代謝，不會危害健康，要是食品廠商未能合法使用、消費者過量使用，可能導致各種慢性病。到底台灣食安有什麼漏洞，讓某些業者違法添加事件頻頻發生呢？從業者的違法手段可以看出一些端倪。

過量使用合法添加物

食品添加物的使用，能加強食品的色、香、味口感，也能延長食品的保存期限，例如豆製品是特別容易腐敗的食品，依「食品添加物使用範圍及限量暨規格標準」第二條附表第（一）類防腐劑規定，每公斤可添加〇・六克的苯甲酸鈉（Sodium Benzoate）防腐。但是二〇一五年一月，國內老牌名產業者竟被驗出豆干絲等多項產品，所含的「苯甲酸鈉」超標二至五倍。

使用非法添加物

有些業者為了節省成本或使食品的呈現色澤、味道、口感效果更好，會在食品裡添加了不屬於「食品添加物使用範圍及限量暨規格標準」所規定的十七類、八百項食品添加劑成分。二〇一一年，少數食品業者在起雲劑裡加入塑化劑，來增加飲料的濃稠度及口感，就是一個典型案例。二〇一三年，部分食品業者又把順丁烯二酸酐加入澱粉製品裡，使澱粉類食品吃起來口感更Q彈。二〇一四年十二月，少數業者在豆製品當中捨棄合法的黃色五號人工色素不用，添加工業用染劑二甲基黃，就是為了讓產品著色效果更持久。二甲基黃已經被國際癌症研究中心（International Agency for Research on Cancer，IARC）列為2B等級的致癌物（Group 2B carcinogens），長期食用不僅傷肝，還可能增加致癌風險。有些商人為了降低成本、刺激買氣，竟然將使用於拜拜金紙的二甲基黃拿來加入豆製品當中，令人無法接受。

印度也曾發生商人將二甲基黃添加於咖哩粉的事件，其他諸如酸菜、醃黃蘿蔔、油麵、咖哩以及黃豆加工品當中，也有可能添加二甲基黃，消費者不可不慎。

工業級原料混充食品級

工業級原料原本就不是拿來食用，其中可能混有雜質及金屬等物質。二〇一五年四月，爆發了藥品大廠以工業用碳酸鎂及碳酸鈣為原料製作偽藥的消息，而同年五月，也發生蜜餞業者使用工業級偏亞硫酸氫鈉及非食品級氯化鈣事件，就是以工業級原料混充食品級的典型案例。

新鮮食材使用非法添加物

豬肉、雞肉、牛肉及蔬果等新鮮食材，依規定不能使用任何添加物，即使是食品級的添加劑也不行。例如，業者可以將亞硝酸鹽加入香腸、臘肉、培根及火腿等加工肉品，做為防腐之用，但生鮮豬肉就不能添加。但實際上卻有少數業者還是在新鮮食材裡違法使用添加劑，例如二〇一四年二月爆發的豆芽菜添加漂白劑事件，就是違法使用的案例。

每日最大安全攝取量

為了瞭解不同物質進入生物體內，所產生的非癌症的慢性毒性，科學家會利用動物毒性實驗，來得到不同化合物的無觀察危害反應劑量（no observed adverse effectlevel；NOAEL）。利用NOAEL可以得知該化合物的每日最大安全攝取量（Acceptable daily intake；ADI）。計算公式為NOAEL除以一個安全係數。一般而言，考慮到動物和人類對化合物的敏感度不同，人類需以較嚴格的標準看待，所以所得的NOAEL須除以安全係數十，而每個人的對毒物的敏感度不同，所以需在除以十倍的安全係數，所以多數的化合物其安全係數為一百。但是還是有些化合物其安全係數不是一百，可能是因其毒理機轉尚未明確，或是動物實驗無法得到NOAEL只能取得可觀察到有不良影響的最低值（lowest-observed-adverse-effect level，LOAEL），所以其安全係數會超過一百。

我們的身體有排毒機制，但是現在黑心食品那麼多，有些過量傷肝、有些傷腎、有些還具有神經毒性或致癌性，如果消費者這裡誤食一點，那裡誤食一點，很容易就會累積到危害健康的劑量。因此，不該出現在食品裡的添加物就絕對不能使用，有超標就是不對的做法。就一個腎臟科醫師的立場，儘管食品添加劑是合法的，但腎臟功能不好或洗腎患者對添加物的容許量可能會較正常人低，因此建議多吃天然食物，少吃加工食品。

即使合理添加，有些能少吃就少吃

就算業者都合法使用食品添加物，但我們必須面對的現實是，許多添加物吃多了可能對於健康有害。消費者購買食品時，一般不會去計算其中添加物的含量，因此有可能在短時間內吃下不同食品中所含的添加物，當所攝取的總量較大時，可能會對健康造成危害，因此能少吃就少吃。舉例來說：硫酸鈣屬於品質改良劑，作用是使蛋白質凝固，因此業者會在豆花裡添加硫酸鈣，但硫酸鈣吃過量會導致高血鈣，產生噁心、嘔吐、食慾不振等症狀，甚至還會發生腸阻塞的情況，所以不能過量攝取。接下來再舉幾個例子說明食品添加物過量可能造成的危害。

抗氧化劑

油品或含油脂的食品，容易氧化出現油噶味，還會產生許多過氧化物，可能導致心血管疾病，為了解決這些問題，廠商常會在這些商品裡添加抗氧化劑。值得注意的是，抗氧化劑種類很多，對健康的影響也不太相同。例如起士是高油脂的食品，如果沒有添加抗氧化劑，就會開始氧化，因此業者會添加丁基羥基甲氧苯（Butyl Hydroxy Anisole）。丁基羥基甲氧苯雖然是可以合法添加的抗氧化劑，但若吃過量還是會引起腸胃道不適、噁心、嘔吐、肚瀉等症狀，過敏體質者吃到的話，則可能引發蕁麻疹。此外，在動物實驗中已發現丁基羥基甲氧苯會增加癌症風險，因此世界衛生組織將其列為2B致癌物質。

泡麵也是屬於高油脂食品，氧化之後同樣會產生油噶味而影響口感，因此業者會在泡麵裡添加人工合成的維生素E（生育醇）。雖然都是抗氧化劑，但跟丁基羥基甲氧苯比較起來，維生素E的安全性比較高，屬於比較可以放心食用的添加劑。但須注意的是，維生素E本身具有抗凝血的功能，若使用過量也是會增加出血的風險，例如牙齦出血、腸胃道出血、月經量多等後遺症，而本身有心血管疾病或在服用阿斯匹靈的民眾，若過量攝取維他命E，也會提高出血的機率。

防腐劑

食品裡添加的防腐劑，在食用上也有安全性的差別。例如火腿、香腸、培根等加工肉品常會添加硝酸鹽以及亞硝酸鹽，目的是為了讓肉品的顏色呈現紅色，賣相看起來就會比較好。但硝酸鹽以及亞硝酸鹽過量有致癌的疑慮。

果汁及碳酸飲料裡添加的防腐劑為苯甲酸，雖然低毒性，但若使用過量可能刺激腸胃道，引發噁心、嘔吐、肚子痛等症狀，過敏體質者還會引發蕁麻疹及氣喘等反應。國外也有研究指出孩童過量接觸苯甲酸，會造成注意力不集中及過動等現象。目前雖無進一步資料證實，但建議家長們還是少讓孩子喝這類有添加防腐劑的飲料。此外，為了防止微生物及黴菌生長，業者會在乳酪裡添加去水醋酸鈉來充當防腐劑，雖然其毒性較低，但還是不能過量，否則同樣會刺激腸胃道，產生噁心、腹痛等副作用。

要避免攝取對健康有疑慮的合法添加物，最好的方式就是確實掌握自己的飲食內容，當你在選購食品時發現產品標示上有一大串的化學名詞，最好避免購買或減少食用。

霜淇淋

口感綿密的霜淇淋，是許多小朋友的最愛，尤其在炎熱的夏天，許多大人也抵擋不了誘惑。近年來各大超商及速食店夏天時都主打霜淇淋商品，三不五時都會舉辦促銷活動，讓人忍不住想買一枝來嚐嚐，但是你知道嗎？一枝霜淇淋竟然含有十種以上的添加劑！

霜淇淋甜度高、熱量多、吃多了會發胖，甚至誘發代謝症候群及心血管疾病，這都是大家耳熟能詳的事，但霜淇淋含有十多種添加物，卻有很多人不知道。很多媽媽看到霜淇淋顏色白白的，以為含有牛奶，給小朋友吃至少能增加一些營養素。其實霜淇淋的成分幾乎不含牛奶，反而是充斥了各種化學添加劑，這些添加劑雖然是合法的，但還是不建議過量攝取。

霜淇淋的合法添加物

乳化劑	**山梨醇酯**：根據國外的研究指出，孕婦注射山梨醇酯八〇後，曾發生過敏性休克現象，同時也有生殖器損害的可能性。 **單酸甘油脂及二酸甘油脂**：過量攝取會增加心血管疾病的風險。 **磷酸鹽**：腎功能不好患者，不宜大量攝取。 **大豆卵磷脂**：萃取過程會使用己烷等有機溶劑，若殘留的話可能具有神經毒性。 **鹿角菜膠**：有些敏感族群可能會腸胃道發炎。
漂白劑	**氫氧化鎂**：攝取過量可能會導致腹瀉。
增稠劑	**三仙膠**：除了易誘發過敏之外，若攝取過量，也會有腹脹、消化不良等風險。 **關華豆膠**：可能影響身體對鈣、鐵的吸收，及腹脹、消化不良等副作用。
甜味劑	玉米果糖常被添加於各式食品充當甜味劑，攝取過量有發胖、誘發代謝症候群。
防腐劑	山梨酸鉀具有防腐的作用，可能誘發過敏。
人工色素及香精	除了可能誘發過敏反應，黃色四號、五號及紅色六號、四十號色素都可能造成兒童有注意力不集中、過動的現象。

常見食品添加物一覽表

食品	添加物	作用	健康疑慮
起司	丁基羥基甲氧苯（butylated hydroxyanisole）	抗氧化劑	過敏體質者，容易產生過敏反應。過量食用，會出現腸胃不適的症狀。經動物實驗有致癌疑慮。
油品、奶油、乳酪	沒食子酸丙酯（propyl gallate）	抗氧化劑	干擾內分泌。經動物實驗有致癌疑慮。
泡麵	維生素E或生育醇（vitamin E or alpha tocopherols）	抗氧化劑	使用過量有出血的危險性。
碳酸飲料	溴化植物油（brominated vegetable oil）	乳化劑	過量食用可能引起溴中毒。
蛋糕、花生醬	脂肪酸甘油酯（glycerin fatty acid ester）	乳化劑	長期大量食用，增加心血管疾病的風險。過量食用會出現腸胃不適的症狀。
吐司（高筋麵粉）	偶氮二甲醯胺（zodicarbonamide）	品質改良劑	過敏體質者，容易產生過敏反應。經動物實驗有致癌疑慮。

麵包	溴酸甲 （potassium bromate）	品質改良劑	過敏體質者，容易產生過敏反應。 經動物實驗有致癌疑慮。
豆腐／豆花	硫酸鈣 （calcium sulfate）	品質改良劑	過量添加的話可能會發生高血鈣症。
膠囊維他命	二氧化矽 （silicon dioxide）	品質改良劑	經動物實驗，吸入有致癌疑慮。
丸類（魚丸、貢丸）	磷酸鹽 （phosphate）	品質改良劑	腎臟疾病患者吃多的話會增加高血磷症、血管鈣化及罹患心血管疾病的風險。
可樂	焦糖色素 （caramel coloring）	著色劑	第三、四類焦糖色素含有4-甲基咪唑（4-methylimidazole）， 經動物實驗有致癌疑慮。
馬卡龍	人工色素 （artificial coloring）	著色劑	過敏體質者，容易產生過敏反應。 黃色四、五號及紅色六、四十號色素，長期食用可能增加孩童注意力不集中或過動的風險。
香腸／火腿／熱狗／培根	亞硝酸鹽，硝酸鹽 （nitrite、nitrate）	防腐劑	經動物實驗有致癌疑慮。

珍珠奶茶	順丁烯二酸（maleic acid）	修飾澱粉	順丁烯二酸是一種工業用原料，多用於殺蟲劑、黏著劑。為了使食品口感更脆、更Q彈，有業者違法添加食物當中，常見於珍珠奶茶當中的珍珠、肉圓、丸子等。在動物實驗中顯示順丁烯二酸有腎毒性，它也是二〇一三年轟動全國「毒澱粉」事件的罪魁禍首，至今仍有部分業者非法使用。
果汁	苯甲酸（benzoic acid）	防腐劑	過量食用，會出現腸胃不適的症狀。過敏體質者容易產生過敏反應。增加肝臟代謝的負擔；如果肝功能不好的人，或是發育還沒完全的孩童不宜食用。果汁當中的天然維他命C與苯甲酸互相作用，產生微量苯，有致癌疑慮。
乳酪	去水醋酸（dehydroacetic acid）	防腐劑	過敏體質者容易產生過敏反應。過量食用會出現腸胃不適的症狀。具有神經毒性，長期大量攝取可能傷害肝腎。
果醬	己二烯酸，山梨酸（sorbic acid）	防腐劑	過敏體質者容易產生過敏反應。［註］防腐劑類對人體的毒性影響，大小依序為：去水醋酸＞苯甲酸＞己二烯酸＞丙酸。
美國麥當勞薯條	第三丁基氫醌，國外翻譯為「特丁基對苯二酚」（tertiary butyl hydroquinone）	抗氧化劑	過量食用會出現腸胃不適的症狀。過敏體質者容易產生過敏反應。經動物實驗有致癌疑慮。

蜜餞	糖精（saccharin）	甜味劑	過敏體質者容易產生過敏反應。 經動物實驗有致癌疑慮。
梅粉	甜精，環己基（代）磺醯胺酸鈉（cyclamate）	甜味劑	過敏體質者容易產生過敏反應。 經動物實驗有致癌疑慮。
代糖糖包	阿斯巴甜（aspartame）	甜味劑	過敏體質者容易產生過敏反應。 可能有神經毒性。 可能有致癌疑慮。
低熱量汽水	醋磺內酯鉀（acesulfame potassium）	甜味劑	過敏體質者容易產生過敏反應。 經動物實驗有致癌疑慮。
糖果	蔗糖素，三氯蔗糖（sucralose）	甜味劑	體質敏感者會有過敏反應。 過量食用會出現腸胃不適的症狀。 國外有研究發現，長期大量食用蔗糖素會減少腸道好菌，對腸胃道健康不利。
果凍、冰淇淋、椰絲、無糖口香糖	乳糖醇（lactitol），麥芽糖醇（maltitol），山梨醇（sorbitol），木糖醇（Xylitol）	甜味劑	體質敏感者會有過敏反應。 過量食用會出現腸胃不適的症狀。

手搖杯飲料	玉米果糖，高果糖糖漿（high-fructose corn syrup）	甜味劑	玉米果糖是一種慢性毒素，現代人常見的肥胖、脂肪肝、代謝症候群、高血壓、高血糖、高血脂、高尿酸等，都可能與過度食用玉米果糖有關。
蘆薈飲品	蘆薈素（aloin）	香料	過量食用易造成肚瀉、噁心、腹痛等症狀，嚴重的話可能導致脫水、腎衰竭，經動物實驗有致癌疑慮。
罐裝咖啡飲料	咖啡因（caffeine）	人工調味劑	過量攝取會刺激交感神經，使人亢奮、血壓升高、心悸，易導致高血壓。
三明治	胺基乙酸（glycine）	人工調味劑	體質敏感者，會有過敏反應。 過量食用會出現腸胃不適的症狀。 過量攝取有神經毒性、低血鈉症的風險。
味精、鮮味粉、高湯塊	L－麩酸鈉（monosodium l-glutamate）	人工調味劑	L－麩酸鈉的鈉含量偏高，會增加心血管疾病的風險。 體質敏感者會有過敏反應。 過量食用會出現腸胃不適的症狀。 美國早期曾有所謂「中華餐館症候群」說法，形容有些人吃了加了添加人工味精的中國菜後，會感到口渴、頭痛、心跳不舒服等症狀，目前尚無科學實證是由味精所造成的。
番茄醬	檸檬酸（citric acid）	人工調味劑	體質敏感者會有過敏反應。 過量食用會出現腸胃不適的症狀。

洋芋片	核苷酸（nucleotide）	人工調味劑	核苷酸的鈉含量偏高，會增加心血管疾病的風險。 體質敏感者會有過敏反應。 過量食用會出現腸胃不適的症狀。
關東煮	卡德蘭膠（curdlan gum）	黏稠劑	體質敏感者會有過敏反應。 過量食用會出現腸胃不適的症狀。
稀飯	玉米糖膠，三仙膠（xanthan gum）	黏稠劑	體質敏感者會有過敏反應。 過量食用會出現腸胃不適的症狀。 早產兒如過量食用，可能會增加壞死性大腸炎的風險。
冰淇淋、奶球	乾酪素（casein）	黏稠劑	體質敏感者會有過敏反應。 過量食用會出現腸胃不適的症狀。 吃過量乾酪素，可能增加罹患癌症的風險。
布丁	鹿角菜膠，卡拉膠（carrageen）	黏稠劑	體質敏感者會有過敏反應。 過量食用會出現腸胃不適的症狀。 卡拉膠經過腸胃道的分解，會產生低分子量代謝物，可能會增加慢性腸胃道發炎或癌症風險。

麵包	刺槐豆膠（locust bean gum）、阿拉伯膠（gum arabic）	黏稠劑	體質敏感者會有過敏反應。過量食用會出現腸胃不適的症狀。
低卡沙拉醬	聚糊精（polydextrose）	黏稠劑	體質敏感者會有過敏反應。過量食用，會出現腸胃不適的症狀。
奶粉	麥芽糊精（maltodextrin）	黏稠劑	體質敏感者會有過敏反應。過量食用會出現腸胃不適的症狀。麥芽糊精是高升糖指數化合物，易誘發肥胖及心血管疾病等問題。
水果乾	亞硫酸鹽（sulfite）	抗氧化劑、漂白劑	體質敏感者會有過敏反應。過量食用會出現腸胃不適的症狀。
乾燥香菇	過氧化氫（hydrogen peroxide）	殺菌劑	體質敏感者會有過敏反應。過量食用會出現腸胃不適的症狀。
嬰兒／老人營養補充品	維生素D（vitamin D）	營養添加劑	過量食用，可能引發高血鈣症，出現便秘、腸子阻塞、脫水、腎衰竭等症狀。
油條	含鋁膨鬆劑（aluminum containing leavening agent）	膨脹劑	腎功能不全的人如攝取過量鋁，可能增加罹患阿茲海默症或骨頭病變的風險。
速食店雞塊、豆漿	矽樹脂（silicone resin）	消泡劑	雖然矽不會被人體腸胃道吸收，但使用矽樹脂的第一線食品工廠工作人員，如長期接觸矽，可能會增加肺部疾病或肺癌的風險。

進口食材一定是最好的嗎？

瘦肉精的健康疑慮

俠醫林杰樑教授生前多次大力疾呼，反對美國牛肉進口台灣，主要是因為美國已被列為狂牛症疫區，是具有健康風險的食物。遺憾的是，台灣卻以進口美國牛肉，做為加強與美國貿易談判的籌碼，逐步開放美國牛進口。儘管美國牛肉最後在政府許可下准許進口，但透過林杰樑教授在媒體上大力呼籲，也讓更多民眾，尤其心血管疾病患者，有了不吃美國牛肉的健康意識。

繼進口美國牛肉後，是否開放的六種美國牛雜（食道肌、血管、頭骨肉、面頰肉、骨髓、牛脂），也引起民眾的熱烈討論。我認為進口美國牛雜對於國人健康來說相當危險，因為美國不僅是狂牛症疫區，而且美國牛吃的飼料當中也普遍含有瘦肉精（萊克多巴胺）；更令人擔心的是，美國牛的內臟器官往往含有高濃度的瘦肉精殘留，一般人吃了也許沒事，但對於特殊族群，如心血管疾病患者，可能會增加急性心血管病變的風險。

民眾常聽媒體報導提到瘦肉精，但可能不瞭解瘦肉精是什麼？對人體有什麼影響？瘦肉精是「乙型受體素」的一種，作用是刺激身體的交感神經，若在牛的飼料裡加入乙型受體素，可提高代謝能力，減少肥肉的比例。乙型受體素在畜牧業中可分治療用藥及非治療用藥兩大類，如治療用的崙特羅克可以安胎或治療呼吸系統疾病，而添加在動物飼料裡的萊克多巴胺是屬於非治療用藥，除了可增加家畜家禽的瘦肉比例、降低脂肪比例，還有減少飼料用量的優點。

依動物毒理試驗整體評估後，認為萊克多巴胺不具基因毒性，不會產生致癌性，對生殖毒性也沒有顯著的影響。此外，由於萊克多巴胺在體內排除的速度很快，例如人體口服藥物六小時後，可經由尿液排出百分之七十二的藥量，因此不至於對健康有顯著的影響。但由於萊克多巴胺是一種交感神經刺激素，若是心血管疾病的患者食用，可能會導致心跳加快、血壓飆高的風險。

依據日本以及澳洲的食品添加物專家委員會評估，成人每日每公斤體重的萊克多巴胺安全攝取量為一微克，因此即使天天吃，吃一輩子也是在安全劑量的範圍內。一般人在正常飲食下，應不至於出現問題，不過若萬一不慎吃進非常大量的萊克多巴胺，或是體質較敏感的人偶爾吃到，還是可能出現噁心、肌肉顫抖、血壓上升、心悸、全身乏力及頭暈等症狀。

由於萊克多巴胺在安全性上沒有太大的問題，目前包括美國、加拿大、澳洲、紐西蘭等國家都允許合法添加於動物飼料中，不過歐盟法規反對所有非治療用途的動物用藥，因而禁止使用萊多巴胺。此外，由於華人較常食用動物內臟，而肺、胃及腸等部分較易殘留萊多巴胺，中國大陸也將其列為禁藥。

衛生福利部食品藥物管理署的做法是要求進口牛肉需落實原產地標示，

讓消費者可以自己判斷選擇源自何處的產品。其實台灣牛肉品質優良，也沒有瘦肉精的問題，建議消費者選購時不妨優先考慮本土牛肉。

進口蔬果農藥殘留量的隱憂

近期還有一個進口蔬果農藥開放的政策，同樣也引起各界廣泛討論，因為進口蔬果農藥殘留標準不但比國產蔬果農藥殘留的標準寬鬆，而且容許合法使用的農藥品項也較多。國內法規原本核准使用的農藥有四百多種，但是農委會卻於二〇一五年一口氣開放一千多項農藥使用，也放寬了不少農產品中的食品的「農藥殘留容許量標準」。

政府以自由貿易的理由開放農藥使用，此舉無異是變相的放寬標準，使得許多原本「不得檢出」的農藥，變為可以「限量殘留」；換句話說：即便檢驗合格，也不代表就沒有農藥殘留。民眾不會只吃一種蔬果，想想看，每天從每一種蔬果攝取到「限量殘留」的農藥，加總起來有多少？政府只管「個別」農產品的農藥殘留標準，卻忽略「總量」的暴露風險，恐怕會讓民眾無形間吃進越來越多的農藥。

在這開放的一千多種農藥當中，包括將除草劑「巴拉刈」放寬標準，原本不得驗出的巴拉刈，變成可以有容許上限。巴拉刈是含有劇毒的除草劑，只要喝一小口就會送命，而且很多病人一來急診，很快就因多重器官衰竭死亡。林杰樑教授生前不僅致力於巴拉刈中毒的解毒法，更不斷大力疾呼，要求政府嚴格審查巴拉刈的使用，沒想到政府居然允許巴拉刈限量殘留！

台灣不但農業發達，也是舉世聞名的水果王國，一年四季有各種不同蔬果按時節上市，不但價格便宜又好吃，也比較不用擔心農藥殘留過量的問題，這也是為什麼我鼓勵民眾多吃當地、當季蔬果的原因。

日常生活中如何避免塑化劑的毒

二〇一一年的塑化劑事件，相信很多人記憶猶新，當時衛生署食品藥物管理局的技正，在台南市衛生局送檢的益生菌粉末裡發現了異樣訊號，經由反覆檢驗十多項原料，並且一再抽絲剝繭之後，發現原來是國內香料公司在起雲劑裡添加了磷苯二甲酸酯（diethylhexyl phthalate：DEHP）。塑化劑的檢出在國內食品界掀起了軒然大波，包括運動飲料、果汁飲料、茶飲、果凍、果醬與膠粉錠狀類皆一一淪陷，影響範圍十分大，也造成了國人的恐慌。

塑化劑事件爆發時，林口長庚醫院也開設了一個塑化劑特別門診，民眾如果懷疑自己受到塑化劑汙染，可以前來掛號做健康檢查。還記得有個媽媽帶著國小低年級的兒子來求診，令我印象相當深刻。

這個媽媽手中帶了一包被衛生主管機關公布含有塑化劑的益生菌，她哭著說：「這家廠商訴求益生菌可以幫助腸道好菌滋生，所以我每天早上都要求兒子吃一包益生菌，沒想到卻害了他。」塑化劑對人體的影響之一是造成生殖器官病變，當我脫掉小朋友褲子檢查生殖器官時，媽媽又說兒子的生殖器官很小，再度號啕大哭，幸好最後孩子的健康檢查數據都是正常的，這才讓她放下心中的疑慮。

這個案例是因為長期食用某項黑心食品而來求診。我相信有更多人也吃到塑化劑相關食品，但因為沒有固定食用，加上台灣人普遍不喜歡看醫師，通常病得不輕才會就醫。所以，實際上有多少人受到塑化劑的傷害呢？我們不得而知。

在塑化劑事件被揭發之前，或許大部分的人都不知道塑化劑跟起雲劑是什麼？為什麼會有業者把塑化劑添加在食品裡？其實起雲劑是合法的食品添加物，通常是由阿拉伯膠、乳化劑及棕櫚油等多種食品添加物混合製成，功能是增加飲料或其他產品的濃稠感，外觀看起來霧霧的，讓消費者覺得口感很好。

塑化劑又稱為可塑劑，主要的作用是讓聚氯乙烯（Polyvinylchloride：PVC）軟化、可塑型，主要用於塑膠產品，例如PVC產品中的塑化劑可高達百分之四十。塑化劑又分為長鍊及短鍊，長鍊通常使用於建築材料、地板材料、電纜、電線、室內裝潢、汽車內裝、玩具及食品包裝裡，而短鍊則是用在個人護理用品（如口紅、香水）、油漆、膠黏劑和腸衣錠等。

可想而知，塑化劑當然不能被添加於食品裡。既然塑化劑不能吃，為什麼卻被添加進食品級的起雲劑裡？這當然是某些廠商的違法手段，主要是因為起雲劑較不易保存，而且成本也較高，為了成本考量，而在起雲劑裡添加塑化劑，這種匪夷所思的做法，讓許多長期關注食安問題的專家都不禁搖頭。

食用塑化劑的後遺症

相信大家一定都很關心，既然塑化劑這麼毒，萬一不小心吃到會怎麼樣？塑化劑也是一種環境荷爾蒙，屬於內分泌干擾素，會造成雄激素不足的作用，因此對於發育中的女童而言，可能會導致性早熟、長不高，對男童則會造成生殖器官短小、副睪和外生殖器畸形、隱睪症、青春期延後等風險。塑化劑不只會危害發育中的小朋友，大人也難逃其害，除了增加癌症的風險之外，成年男性還可能罹患不孕症、男性女乳症等，而女性也可能有子宮內膜異常增生等狀況。

雖然食品裡添加塑化劑的事件已暫時告一段落，但還是不能掉以輕心，因為環境中的塑化劑仍然無所不在，我們可能深受其害而不自覺。舉一個常見例子來說，開車的人經常都需要加油，加完油後服務人員可能會送上一瓶礦泉水，很多民眾都直接把礦泉水留在車裡，等到口渴的時候隨時拿來喝。但在豔陽的照射下，沒開冷氣的車內溫度很高，寶特瓶的聚乙烯對苯二甲酸脂（Polyethylene terephthalate：PET）材質在高溫烘烤下，就會釋出塑化劑。如果將本來放在車內的礦泉水喝下肚，就會遭到塑化劑的危害。

除了PET之外，聚氯乙烯（PVC）也有可能釋出微量塑化劑的疑慮。PVC常使用在保鮮膜、雞蛋盒、調味罐及水管等物品中，其耐熱材質為攝氏六十度左右，如果把保鮮膜敷蓋在食物上加熱，就會把塑化劑一起吃進肚子裡。此外，小朋友的塑膠玩具、雨衣、雨鞋等都含有塑化劑。

想要避免塑化劑的毒害，可以從以下方面著手：

常洗手：碰到塑膠材質的物品後，一定要徹底洗手才能拿東西吃。

多喝水：塑化劑多為水溶性的，會經由腎臟代謝，因此多喝水可以有效排除。

多吃高纖食物：部分塑化劑為脂溶性的，會從肝臟經由膽汁排除到糞便，多吃高纖的蔬果、豆類或五穀雜糧，能讓塑化劑隨腸胃道排出體外，也能發揮解毒的功效。

多吃各色蔬果：蔬果中含有維生素C及各式各樣的植化素，例如茄紅素（番茄、西瓜）、胡蘿蔔素（木瓜、南瓜、番薯）、花青素（葡萄、李子）、葉綠素及葉黃素（深綠色蔬果）等，這些都具有強大的抗氧化功能，可減輕塑化劑的毒害。

少吃高油脂食物及內臟：塑化劑等環境荷爾蒙大多以脂溶性型態存在，因此少吃高油脂食物及內臟，即可減少塑化劑等環境荷爾蒙累積在體內。

「油」然而生的恐懼

米糠油多氯聯苯汙染事件，影響兩代健康

兩年前，當大統長基、頂新、富味鄉等油品大廠發生問題，爆發油品危機時，讓我聯想起三十多年前的米糠油事件。當時台中惠明盲啞學校師生皮膚出現異樣，不但全身長滿痘子，還出現乾、癢、變黑等症狀，但卻查不到原因。不久後中部彰化、苗栗等地區也陸續傳出同樣病情，人數日益增加。經由彰化檢方及衛生單位的追查，發現是彰化油脂公司的米糠油裡含有多氯聯苯。原來是被當成熱媒的多氯聯苯管線破裂，滲入米糠油裡造成汙染釀成大禍，造成了這起兩千多人集體中毒的食安事件。

多氯聯苯可能造成胰臟及腦惡性腫瘤、皮膚黑色素瘤及慢性肝炎。此

外，還可能引起全身氯痤瘡、頭髮掉落、指甲異常、關節痠痛僵直、肌肉疼痛、頭痛、頭昏、無法入眠及皮膚紅疹、痲木、癢等症狀。從一九七九到一九九二年之間的一連串研究中發現，在米糠油事件中所波及的病人之中，他們的下一代有發育異常的現象，包括成長遲緩、身體畸形、認知功能遲緩、慢性中耳炎及行為異常等情況，青春期後的男孩則會有精液異常情形發生。

雖然三十多年前的米糠油事件已逐漸被淡忘，但多氯聯苯對中毒者的毒害後遺症仍舊存在，我們應該從中記取教訓，不要讓類似食安事件一再發生。

植物油風暴

二〇一三年臺灣發生食用油油品事件，知名油品大廠販賣的百分之百特級橄欖油被稽查出添加低成本葵花油（從葵花籽中提取）及棉籽油（棉花籽提取）混充，橄欖油含量遠不到百分之五十，且還添加銅葉綠素調色，因而引發社會大眾關注。不只是橄欖油出問題，同年亦有其他廠牌的植物油被爆出混用低價油品、標示不實等食安問題，也造成了民眾的恐慌不安。

銅葉綠素是一種食用色素，目前在大部分國家食品法規中有條件的容許使用為合法的人工著色劑，在台灣也是可加在零食中的食用色素。依據食品添加物使用範圍及限量暨規格標準規定，銅葉綠素可用在口香糖及泡泡糖，用量以銅計為每公斤〇．〇四公克以下；銅葉綠素鈉可用在乾海帶、蔬果加工品、烘焙食品、果醬、果凍、調味乳等產品中，用量以銅計為每公斤〇．〇六四公克到〇．一五公克以下不等，食用油若摻有銅葉綠素，因其不耐高溫，會釋出銅加速油脂氧化，所以規定不得加在食用油中。人體的銅葉綠素鈉攝取量只要每天不超過十五毫克／公斤是在可接受範圍內的，攝取過量的話恐造成肝硬化。

劣質豬油事件

豬油是烹調時常使用的調味料，顧名思義，應該是從豬脂肪裡榨出油來才對。但從二〇一四年爆發的劣質豬油事件當中才赫然發現，原來我們每天吃進嘴裡的豬油，並不一定是直接從豬脂肪裡榨出來的，很有可能是源自餿水豬油、工業級或飼料級豬油，經過回收重製之後，販賣到市面上。這些劣質豬油的原料來源不符合食品安全衛生管理法、食品良好衛生規範和食用油脂類衛生標準的規定，因此未能遵守油品內的金屬、芥酸、真菌毒素和食品添加物的使用規定，也沒有戴奧辛及戴奧辛類多氯聯苯限量規範和塑化劑及多環芳香族碳氫化合物的監測指標值等，安全性令人質疑。

長期服用攙混入飼料油或工業廢油的食物，可能會對身體健康有不良的影響。這些油品的成分複雜，製造過程不明，恐怕有細菌、黴菌汙染。如果將有害微生物吃入體內，可能會傷害肝臟，腎臟或引起其他症狀。假設業者添加工業用廢油如皮革油等，造成這些來路不明的油品可能有鉛、銅、鉻等重金屬汙染。此外假如黑心油品的來源是餿水油，油脂經過高溫處理後易產生致癌物苯駢芘，蛋白質經過高溫處理易產生致癌物異環胺，而碳水化合物經過高溫處理則會產生致癌物丙烯醯胺。

毒澱粉的健康隱憂

二〇一三年，主管機關發現少數業者在食品裡添加順丁烯二酸酐，引起社會大眾關注，媒體也將其稱為毒澱粉事件。由於一般人幾乎每天都會吃到澱粉，甚至是當成主食，此次食安風波也嚇壞不少消費者。有些人應該注意到，媒體報導時出現了幾個名詞，包括了毒澱粉、修飾澱粉及化製澱粉。毒澱粉事件雖然已暫時落幕，還是常有人問我，究竟毒澱粉、修飾澱粉或化製澱粉之間的差異是什麼？常吃澱粉加工食品會不會對健康不利？

化製澱粉就是修飾澱粉，原料是農作物穀粒或根部的天然澱粉，再經過化學處理而成的。經過處理後的澱粉不管是在黏度、質地及穩定性都會提升，有助於加工食品提升口感。

目前台灣已核准合法使用的食用化製澱粉共有二十一項，其中當然不包括被稱為毒澱粉，也就是添加了順丁烯二酸酐的澱粉。

添加了化製澱粉的產品，口感已經大為改善，不過業者發現了把澱粉加工食品變得更好吃、更Q彈的秘方，據說是來自台南某位留日化學老師的教導，在業界一傳十、十傳百的流傳開來。這個更好吃的秘密，就是在澱粉裡添加順丁烯二酸酐（液狀則為順丁烯二酸）。順丁烯二酸酐原本是工業用的化學原料，常被當成黏著劑、樹脂原料及殺蟲劑的穩定劑，有時也當作潤滑油的保存劑。根據醫學文獻顯示，順丁烯二酸酐雖然毒性不強，但在動物實驗裡還是發現有腎毒性。根據歐盟資料評估，成人的每公斤體重每日耐受量為零點五毫克，若以六十公斤的成人計算，每日耐受量為三十毫克。聽起來似乎不用擔心，不過，毒澱粉是用來當成食品的原料，使用量會比添加物多很多，因此很容易就超標。例如一個成年人每天吃二、三個黑輪或肉圓，就可能超出安全劑量。

當毒澱粉事件被揭露時，出事的工廠大多集中在南部，而國內許多腎臟科醫師也發現一個奇特現象，那就是台灣洗腎人口成長率最高的地區也是南部，令人不禁懷疑除了民眾吃了地下電台所販賣來路不明的藥物之外，很有可能與毒澱粉產品地緣性有關。

通常腎臟有問題的病患來就診時，醫護人員都會叮嚀他們要遵守低蛋白飲食，不過不吃肉類食物，可能會餓得很快，因此病患可能會選擇澱粉食品，若不小心吃到毒澱粉，就有可能使病情惡化得更快。

目前衛福部已要求澱粉原料業者須主動提供不含順丁烯二酸酐的具結書，以及經食藥署認可的實驗室檢驗報告，只要相關單位有決心，業者也願意配合，兩者相輔相成之下，相信毒澱粉一定能銷聲匿跡。

治本——就靠食安鐵三角

近年來，一連串食品安全事件不斷爆發開來，像是黑心豬油、豆干含有非法的二甲基黃工業染劑、藥品使用工業級的碳酸鈣、鎂……等等問題。食安事件造成人心惶惶，大家都在問台灣的食品安全怎麼了？我們到底還有什麼東西可以吃？甚至有些網友希望報章只要報導哪些食物是可以吃就好。

當消費者走進一家餐廳吃飯，很難得知老闆使用的油、米和食材，它們的來源是什麼？是否安全？只能期望食品業者或餐廳、小吃攤老闆拿出良心來，而食品業者做出來的東西，也一定要自己敢吃才行！食品業者不能為了省成本、賺大錢，就把不該添加的東西，非法加到食品當中。

業者又分為上游的供應商以及下游業者，通常下游業者身分較類似消費者，往往也是被害者的角色。例如二〇一五年發生的茶飲含農藥事件，是上游供應商把來自伊朗的玫瑰花茶改標，詐騙下游加盟商是來自德國的高級玫瑰花茶，出事後，加盟商們各個損失慘重。餿水油真正有問題的是食品大廠，但向它們採購的餐廳或夜市攤販並不知道自己使用了黑心油，結果最後連老字號有信譽的餅店都遭受波及，將產品下架並退款給消費者。面對食安問題，除了供應商要有良心之外，下游的業者也要提高警覺，最好請原料供應者提供證明，才不會無辜地被牽連。

食品安全的把關，有三方面很重要，一是食品業者，二是政府，三是民眾，這也是我常說的「食安鐵三角」，它們之間環環相扣，缺一不可。我認為要解決食安問題，政府須扮演最重要的監督角色，食品藥物管理署一定要建立一套完善的食品審查制度，並且要主動、且有方向性的進行稽察，不能等到食安新聞爆發時才著手進行調查，或是以人力不足做為藉口來推卸責任，或是臨時成立食安辦公室來應急。

此外，很多層出不窮的食安問題，都是透過檢調單位偵查或員工檢舉後披露，這代表我們的衛生主管機關管理制度不夠完善；加上很多黑心食品被公開後，業者並沒有受到嚴厲的處罰，和黑心食品背後的龐大商機相較起來，是不足以抑止犯罪的。我注意到國內關於食品添加物的法規，有許多需要加強的地方，譬如在十七類、約八百種人工添加物中，許多都容許業者「視實際需求適量使用」，沒有訂定使用量的上限，這是不對的。而且這些添加物的資料多年來都沒有更新，有些在其他國家已被禁用，但台灣仍然可繼續使用，嚴重地影響到國人健康，食品添加物的法規，實在有必要重新逐條審視及修法。

現在民眾經過媒體的報導洗禮，知道不可以購買來路不明的產品，產品一定要有製造日期、有完整的產品成分標示，也越來越人意識到多吃天然食物、少吃加工食品的重要。但令人遺憾的是，即便民眾有了再多警覺，還是可能在不知情的情況下，無形之中受到黑心食品的毒害。所以解決食安問題，必須靠民眾有「認知」，業者有「良心」，政府有「決心」，三管齊下才行。

食品安全出現漏洞，消費者永遠是輸家，唯有落實嚴謹把關的機制，才能做到消費者、業者、主管機關三贏的局面。

我認為政府可以從幾個方面來落實把關制度。

落實源頭管理登錄制度，攔截黑心食品

每當食安事件一爆發，主管機關就像是補破網一樣，看到哪裡有問題就先救哪裡，但這不是根本解決之道。如果能在最上游的食品原料源頭做好管理，才能及早發現問題，讓黑心的食品及早被攔截下來，不會吃進民眾的嘴裡。源頭管理是衛福部提出的機制，目的是希望食品業者能自主管理，把製造了哪些產品，使用哪些材料都登錄下來。例如 A 食品廠生產的一百種產品，使用了一千種原料，上游的廠商來自哪裡，這些資訊都必須登錄。我覺

得這是一個立意良善的想法，不過真的落實還有一段路要走，畢竟黑心業者不會自己招供使用了違法成分，因此還需有其他制度來配合才行。

分流管理制度，將原料等級清楚區別

在過去的食安事件裡，常發生業者將工業級的原料混充食品級，或以食品級混充醫藥級，這些做法都是有問題的。例如二〇一五年爆發一家老字號藥廠把食品級「碳酸氫鈉」，混充為胃藥的原料，雖然不致於違害消費者的健康，但藥效可能因此受到影響。

分流管理制度是將工業級、食品級及醫藥級原料切割清楚，落實分廠分照，也就是一個廠址、廠房或證照不能同時生產食品級與非食品級的原料，如此一來，才能讓管理制度更健全。

明確標示，讓消費者知道自己吃進什麼

一件加工食品可能含有數十種添加劑，例如購買泡麵時，如果你仔細看外包裝上的標示，就會發現密密麻麻的一堆添加劑。當然，使用於加工食品的添加劑都應該是合理、安全的，但還是必須讓消費者知道自己吃下肚的是什麼成分。因此，主管機關應該強制要求製造商將食品的內容、含量都標示清楚，消費者才有充分的資訊判斷要不要吃。

完善抽查制度

不管是源頭管理登錄制度、分流管理或明確標示，基本上都屬於業者自主性管理，須仰賴食品業者的良心配合才有成效。因此，一定要搭配密集抽查，才能揪出問題。

每當重大食安事件發生時，主管機關一定會跳出來說要成立食安辦公室

或食安管理單位，有決心當然是好的，但這並非長遠之計，一定要有嚴格的抽驗、抽查配套措施才行。台灣很多食安問題都是因商品出口到當地才被抽驗出來，例如二〇一四年豆干含二甲基黃事件，就是因為出口到香港後被當地主管單位檢驗出來，可見國內抽驗制度還不夠全面、完善。

重罰業者

當發現食品業者有不法的行為時，主管機關務必重罰，唯有罰得夠重、夠有力，才能遏止食安事件一再發生。如果罰得不痛不癢，只會導致其他廠商跟進。例如一年營利幾千萬的食品廠，出問題時只罰十萬，廠商不會有所警惕，還可能存有僥倖心態，認為沒被抓到前先賺一筆，若倒楣被抓到的話，損失也不會太大。

主管機關在執法上不能雷聲大、雨點小，一定要對違法的廠商重罰，才能讓食安問題真正絕跡。

第二章

防毒當自強，我該怎麼做？

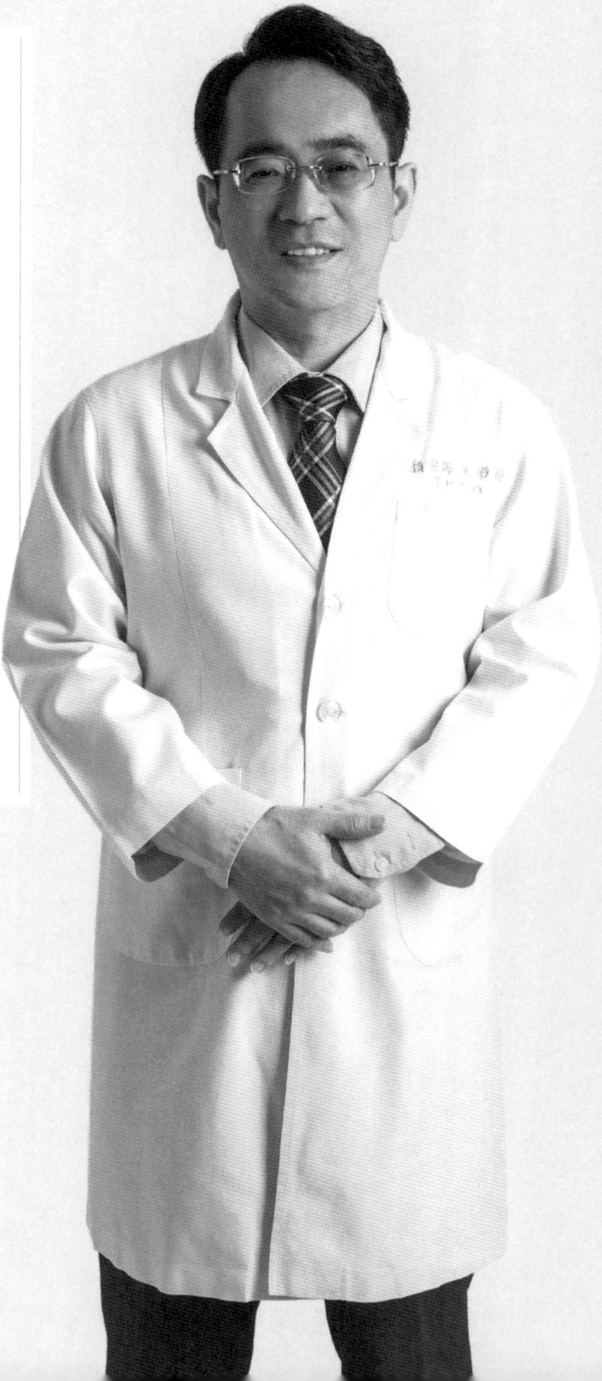

食品不安全的年代如何自保？

根據研究顯示，若能不抽菸、不喝酒，同時維持健康的飲食，可降低約百分之七十的癌症及慢性病發生率。每餐吃七、八分飽，適量的熱量及蛋白質攝取，有助於減少肥胖，同時也能預防癌症及心血管疾病。蔬果裡含有豐富的葉酸、纖維質及抗氧化物，對健康的好處多多。以上這些都是基本的養生之道，在這個食安危機重重的年代，還要能夠謹慎選擇吃進嘴裡的食物。

當食安問題連環爆之後，人們開始意識到，相較於吃保健食品、藉由食補養生，更要重視吃的安全。食物的選擇與疾病的發生具有一定的關聯性，避免踩到食安地雷，吃得健康又營養，才能為健康加分。

食安問題層出不窮，如何自保是許多現代人關心的話題。我的建議是不要集中食用同項產品、同一個品牌的產品。舉例來說，家庭用油最好輪流更換不用的油品，可減輕風險，降低因為吃到黑心油造成身體傷害的風險。

同時，盡量減少外食，如此一來較能掌握自己吃的內容，例如怎麼洗菜才不會有農藥殘留？用什麼油、什麼米、什麼食材較安全無虞？雖然這麼做還是有可能受到黑心食品的危害，但是透過減少外食，避免吃到無法掌握的食物，可以將傷害降低。

高溫烹調——致癌物質的溫床

超過攝氏一百度以上的烹調方式，例如油炸、香煎、大火快炒或燒烤等，都會使食物中的碳水化合物、蛋白質、脂質的分子結構產生變化，變成危害人體健康的致癌化學成分。例如，蛋白質類食材經過高溫烹調會產生異環胺，而油脂高溫加熱，則會釋放出多環芳香碳氫化合物，澱粉則是會釋出丙烯醯胺，這些皆是世界衛生組織國際癌症研究署（ＩＡＲＣ）認為可能致癌的物質。

因此若是蛋白質、油脂或澱粉類食材以油炸、燒烤等方式烹調呈現，例如烤肉、肉鬆、炸豆腐或薯條等，可能對身體健康不利。高溫烹調的時間越久，產生有害的致癌物質越多，尤其是食物中焦黑的部分包含的毒素量更多，建議不要食用。

如何降低炸烤肉類所產生的異環胺

生活中總是難免碰到需高溫烹調食物的情形，例如一年一度的中秋節全家人經常聚在一起烤肉，享受和樂的時光。

根據國外一項研究資料顯示，在烹調過程中，下列方式可降低致癌風險：

以大蒜或洋蔥加橄欖油醃肉：大蒜、洋蔥可以減少異環胺的形成，因此在油炸、燒烤肉類前，先以大蒜或洋蔥醃泡過夜，分別可減少百分之三十一點二及百分之二十八點六以上的異環胺，若加入橄欖油一起醃泡，則可再降低百分之九十異環胺。（J Agric Food Chem. 二〇〇七）

食物經高溫烹調所產生的致癌物

成分	毒物	世界衛生組織致癌性分類
蛋白質類	異環胺 (heterocyclic amine)	IARC, 2B
油脂類	多環芳香碳氫化合物 (polycyclic aromatic hydrocarbon)	IARC, 2B
澱粉類	丙烯醯胺 (acrylamide)	IARC, 2A

用啤酒醃泡：根據國外研究報告顯示，啤酒可在食物表面形成保護膜，降低百分之八十八異環胺產生，因此煎炸燒烤肉類前，先浸泡啤酒六小時以上，可以吃得更加安心。（J Agric Food Chem. 二〇〇八）

以紅酒浸泡：油炸燒烤肉類若事先以紅酒浸泡六小時以上，則可降低百分之四十異環胺。（J Agric Food Chem. 二〇〇八）

烹調澱粉類食物這樣做

美國食品藥物管理局（FDA）曾提出警告，澱粉經過高溫油炸會產生大量的致癌物丙烯醯胺，世界衛生組織亦將丙烯醯胺列為第二級致癌物。在動物實驗中發現，長期大量暴露於丙烯醯胺會增加罹患癌症的風險；此外，丙烯醯胺也有神經和生殖毒性。想降低食物中的丙烯醯胺，不妨掌握以下原則：

食物勿切得太薄：不要將油炸食物切得太薄，油炸時間也不宜過久。

注意食物顏色：食物顏色越深，表示丙烯醯胺含量越高，因此油炸、燒烤澱粉類食物烹調至金黃色即可，不要讓顏色變為棕色或咖啡色。

勿沾粉油炸：若要高溫烹調食物，盡量減少在食物上沾糖粉或麵粉，以減少丙烯醯胺的產生。

食物烤炸前先蒸：馬鈴薯最好是儲存於略高於攝氏八度的陰涼處，先蒸煮熟後再油炸或燒烤，縮短高溫烹調的時間；若使用烤箱的話，建議溫度要低於攝氏二百度。

食材保存好，黴菌毒素不產生

台灣位處亞熱帶、溫暖潮濕的環境，是黴菌的溫床，食材若沒有適當的保存，可能會有黴菌汙染的問題，而最常見的就是黃麴毒素及赭麴黴菌。黃麴毒素是世界衛生組織認定的第一級致癌物，具有肝毒性，長期暴露會引發慢性肝炎、肝硬化，使肝細胞突變成癌細胞，若加上酒精或病毒性肝炎的促進，則會大大增加罹患惡性肝癌的風險。赭麴毒素則被世界衛生組織列為第二級致癌物，同樣會增加癌症發生率，並引起腎臟疾病、尿毒症，也可能造成婦女流產及畸形兒產生。

二〇一四年三月，食藥署針對花生製品、堅果、米、麥、咖啡豆與咖啡粉、食用油脂、紅麴等七類、六十一件產品進行抽驗，結果有四件花生製品

黃麴毒素不符規定，甚至超標七成。黃麴毒素常出現在花生中，如果選購花

生時看見顏色黑黑暗暗的，代表可能發霉了，千萬不要購買。同一包花生裡，

若有些外表乾淨、有些黑黑髒髒的，建議不要選購，因為可能有相互汙染的

問題。

除了部分業者所生產的黑心產品之外，其實很多黃麴毒素是在消費者開封之後，因保存不當才產生的。黃麴毒素最佳生長環境為相對濕度百分之八十五及攝氏二十八度以上，攝氏十二度以下雖會長霉，但不會產生毒素。建議家中的花生以及花生醬製品應放置冰箱冷藏，才能避免被黃麴毒素汙染。

赭麴霉菌則是常出現在咖啡製品、五穀雜糧及中藥裡，其最佳生長環境為相對濕度百分之十八點五及攝氏二十五度以上，低溫則不會產生毒素。購買此類產品時宜選擇真空包裝，開封後放入冰箱包存妥當，才能避免毒素產生。

餐桌上的必要之惡——亞硝酸鹽

亞硝胺依其不同的化合物成分被世界衛生組織分別列為第一或第二級致癌物。亞硝胺與口腔癌、食道癌、胃癌、孩童血癌及鼻咽癌的發生皆有關。亞硝酸胺在飲食中相當普遍，來源可分為以下幾類：

加工肉品：廠商在製作香腸、臘肉、火腿、熱狗、培根等加工肉品，為了延長保存期限，添加亞硝酸鹽當成防腐劑，經由高溫加熱後，會產生亞硝酸胺。

煙燻或鹽醃食品：鹹魚、鹹肉、鹹蛋、豆腐乳、豆瓣醬等煙燻或鹽醃食品，本身也含有亞硝胺。

生鮮蔬菜：農夫在種植蔬菜時會使用氮肥，裡面含有硝酸鹽成分，吃進肚子裡經由胃細菌代謝合成亞硝酸胺。依照檢驗結果顯示，葉菜類的硝酸鹽含量比較高，瓜果類比較少，想減少硝酸鹽的攝取量，應廣泛食用各類蔬菜瓜果，避免只吃同一類型蔬菜，才能分散風險。此外，烹調蔬菜之前，先以溫水浸泡十分鐘或以熱水汆燙過，可使硝酸鹽含量下降百分之五十到八十。

相剋的食物組合

含亞硝酸鹽的食物，若跟含胺類食物合吃，會產生大量亞硝酸胺。所以火腿、香腸、熱狗、臘肉、培根等含亞硝酸鹽食物，須避免跟魷魚乾、秋刀魚、鱈魚、鮪魚、干貝、番茄、香蕉、馬鈴薯、蛋、起司、巧克力等含胺類食物混著吃。此外，亞硝酸鹽遇到乳酸飲料，也會增加硝酸胺合成，因此香腸、火腿等加工食品最好避免與乳酸飲料一起食用。

想要避免亞硝胺侵害身體健康，應盡量少碰加工及煙燻或鹽醃食品。此外，富含維生素C、維生素E及多酚類的食物，都可使亞硝酸鹽在胃中被破壞，抑制其與胺類食物合成，因此平時可多攝取含維生素C、E的蔬果，如柑橘類、南瓜等，以及含多酚類的茶、咖啡。

網路謠言：常吃隔夜菜會致癌是眞的嗎？

我到外面演講時，常有民眾問我：「隔夜菜到底能不能吃？」一般人會有這樣的疑慮，主要是因為網路流傳隔夜菜含有亞硝酸鹽，常吃會致癌。其實常吃隔夜菜並不會致癌，因為隔夜菜裡的亞硝酸鹽含量很低，反而是微生物汙染的問題比較令人擔心。

由於現在大多是雙薪家庭，餐餐都要自己煮實在不容易，因此很多人會一次煮好幾天的份量，或者特意多煮一些飯菜，吃不完的菜做成隔天的便當。這些吃剩的飯菜通常是放在冰箱冷藏保存，但冷藏的溫度只有攝氏四度，只能抑制細菌滋長，卻無法發揮殺菌的功能。萬一冰箱的溫度不夠低，微生物汙染的問題會更嚴重。不要小看隔夜菜微生物汙染的嚴重性，一般人可能因此得到急性腸胃炎；老人家或嬰幼兒等免疫力較差者，則可能導致敗血症。二〇一四年澎湖一位婦人將煮熟的大閘蟹放在冰箱保存，三天後再拿出來吃，沒想到因微生物感染引發敗血症死亡。

對很多家庭主婦來說，為了方便會一次多煮一些。因此我的建議是最好家裡有多少人，每餐就煮剛好的份量，或是要留待隔天吃的食物，在舉起筷子之前先分裝，而且每一道菜要分開裝，才不會發生交叉感染的問題。很多媽媽為了怕冰箱裡的食物互相竄味，會使用保鮮膜覆蓋在飯菜上，看起來好像很衛生，其實反而對健康不利。市面上的保鮮膜多為ＰＶＣ（聚氯乙烯，Polyvinylchloride）及ＰＥ（聚乙烯，Polyethylene）二種材質，若ＰＶＣ保鮮膜接觸到食物，就會造成塑化劑汙染。此外，隔夜菜在食用前也必須徹底再加熱一次，不要拿出來後就直接吃，同時記得最多只能在冰箱裡放置一天，才能避免吃出問題。

搶當「不」農族，無農藥蔬果不求人！

農民在種植蔬果時，可能因農藥使用不當而造成殘留問題。雖然主管機構常不定期抽查賣場裡的蔬果，但農藥殘留問題還是時有所聞。根據食藥署二〇一〇年至二〇一二年每月蔬果農藥殘留抽檢報告，不合格次數前十名的蔬果如下：

第一名　菜豆類（含敏豆、醜豆、粉豆、長豆）

第二名　豌豆莢（含荷蘭豆、甜豆莢等圓豆與扁豆）

第三名　甜椒（彩椒）

第四名　小黃瓜

第五名　蔄苣

第六名 青江菜
第七名 小白菜
第八名 青椒
第九名 番茄
第十名 油菜（小松菜）

農藥殘留的問題真的令消費者防不勝防，想減少農藥入口的可能性，可從以下方面著手：

少吃輪番採收的蔬果：輪番採收的蔬菜如豆菜葉以及小黃瓜，需多次噴灑農藥，而且可能出現相鄰農地交互汙染的情況。

多吃當季盛產的蔬果：當季盛產的蔬果不但營養價值高，病蟲害也最少；此外，因為價格便宜，基於成本考量，農夫也不會使用太多農藥。

少吃搶收的蔬菜：通常蔬果噴灑農藥後，都會預留安全採收期，如此農藥才能揮發，提高蔬果的安全度。但每當颱風或大雨來臨前，農夫為了搶收，常會忽略安全採收期的問題。建議颱風來襲前後，不要一窩蜂至賣場搶購蔬菜，不妨以根莖類或冷凍蔬菜來取代。

少生食：蔬果上的農藥會因烹調而分解與揮發，生食不只提高了攝取殘留農藥的可能性，也容易吃到被微生物或寄生蟲汙染的蔬果。

水果清洗過再吃：香蕉、橘子、荔枝等需剝皮的水果，最好先清洗過、去除外皮再吃，否則若手遭汙染後拿果肉吃，很可能連農藥一起吃下肚。

避免農藥殘留這樣做

有些人認為購買有機蔬果就能避免吃進農藥，不過有機產品不但價格昂貴，也不能保證百分之百完全不含農藥。目前市面上標榜有機栽培的農作物，並沒有權威的檢驗標準，而且即使標榜栽植過程中不使用農藥，也難免有相鄰農地農藥汙染，或是使用農藥後農地休耕期不足的問題。我並不會刻意選購標榜不含農藥的有機產品，而且無論是不是有機農產品，調理之前做好清洗的動作，就可以去除大部分的農藥。

蔬果的清洗方式，原則大致如下：

浸泡：透過自來水浸泡，能有效去除水溶性的農藥。用流動的水沖洗：將蔬果浸泡在裝滿水的大盆子裡，打開自來水的水龍頭，以小量水流沖洗蔬果十五分鐘，就可以把大部分殘留的農藥沖掉。

刷洗：若蔬果表面凹凸不平，可以軟毛刷輕輕刷洗，尤其蒂頭的部分最容易殘留農藥，更要仔細刷乾淨。

切除：蔬果清洗之後，接著切削凹陷的蒂頭及葉菜類接近根部的莖，再沖洗一下，即可將農藥殘留降至最低。

所有的青菜、水果可以一起洗，並不會有什麼交叉汙染的問題，大家不用擔心，這樣也可以節約用水。至於網路上流傳的去除農藥方法，例如用鹽水、小蘇打、洗米水等，其實都沒有用自來水浸泡、沖洗來得有效。此外，有些人會使用蔬果清潔劑，效果也不見得比自來水好，萬一沒洗乾淨，還可能造成界面活性劑殘留的問題。

購買有機食品須認明政府核定標章

為了避免食安傷害，經濟能力較好的人會選擇有機食品，但是有機食品真的有機嗎？標榜不用農藥的有機蔬果，卻經常被檢驗出農藥殘留，可能的原因有兩個：

環境汙染：若鄰近的農田有使用農藥，有機農地確實可能因土壤或空氣而遭受汙染，造成農藥殘留的問題。

欺騙消費者：有機蔬果不能使用農藥，栽種十分困難，收成率也低，因此有些業者可能會偷用農藥，等到被檢驗出來殘留後，又推說是被隔壁農田所汙染。

想買到安心的有機蔬果，可以檢視包裝上有沒有農委會的「CAS台灣有機農產品」標章，並且看看有無生產履歷，可追查農地有沒有遭受汙染，進口農產品則會標示「有機標示同意文件字號」，消費者依此辨識選購才有保障。

盡量購買本土當季食材，避開連續採收作物

蔬果的挑選上，要盡量購買本土的當季作物，不要買外國進口的農產品。譬如冬天是茼蒿、大白菜的盛產季節，售價便宜，農民若使用農藥不符合經濟效益，所以會噴得比較少。通常比較危險的是連續採收型的農作物，像是豆類、黃瓜、茄子等，不管春夏秋冬，往往這一頭在採收，另一頭才正要灑農藥，可能會汙染到即將要採收的農產品。

連續採收型的農作物，以往常被檢驗出農藥殘留，而現在政府有關單位已經透過指導農民噴農藥的正確方法改善。若買到連續型作物，只要使用上述的正確清洗辨法，也都能夠去除掉有毒的物質。如果蔬菜要拿來生食、製

作沙拉，建議先用「殺青法」燙煮過，不僅可去掉農藥的問題，也可以減少細菌、病毒。「殺青」的做法是：將水煮開之後，把蔬菜放進去，等再度沸騰的時候，就完成殺菌，透過沸騰的過程，就能夠將農藥及有毒物質蒸發掉。

食用米可能有金屬汙染

去年爆發南部鋼鐵廠將廢棄物爐渣深埋在土地下，再租給農民種植稻米，不知情的農民種出稻米後流入市面。新聞報導出來後，許多民眾都擔心自己吃到含重金屬的爐渣米。

台灣稻米是否含有重金屬是很多人關心的議題，最為大家熟知的就是鎘米事件。一九五〇年代，日本富山縣因工廠將含鎘的廢棄物排放至農田，種出鎘米、鎘蔬果，造成民眾鎘中毒，引發所謂的「痛痛病」。痛痛病是一種骨頭病變，症狀是骨頭關節疼痛、骨骼軟化萎縮、駝背，對罹病的人來說是難以忍受的痛苦。

日本鎘米的新聞讓老一輩的人記憶猶新，很多人都記得痛痛病這種怪病。台灣也有鎘汙染的問題，民國七十七年桃園觀音發現鎘米，這是台灣出現的第一宗鎘米事件，接著雲林虎尾、彰化、台中大甲等全台各地也陸續傳出鎘米汙染。這麼多地方都出現鎘米，表示很多農地都曾遭受鎘汙染，原因是工廠違法排放廢水，農民又將這些水拿來灌溉農作物，造成鎘米一再出現。

鎘會對人體腎臟及骨頭造成損傷，同時也是世界組織認定的第一級致癌物質。它在人體內的半衰期高達三十年，一旦吃到鎘汙染的食物，重金屬可能殘留在身上一輩子。想要解決鎘米問題，相關單位必須做好管制工作，曾遭到鎘汙染的田地，絕對不能再有農業活動，至少必須休耕數十年以上。政府應該要盡量補貼休耕的農民，他們才不會因生計問題，在被汙染的農地上種植作物。

除了鎘米之外，電池、香菸、吸管、來路不明的草藥都可能含有鎘，擔心金屬對身體造成傷害的話，應盡量避免接觸。

當一個食在安心的「魚肉」鄉民

生鮮肉品

二〇一五年四月，消保會抽驗坊間早餐店漢堡肉、蛋等食材，結果有七件殘留動物用藥，包括乃卡巴精、歐美德普等抗生素。其實肉品裡殘留毒物的案例不只這一件，新北市曾抽驗賣場及小吃店的貢丸，以及知名大賣場裡所販售的肉類商品，都曾出現氯黴素含量不合格的問題。雞、豬、牛肉中常見的毒物殘留，包括了抗生素及荷爾蒙，而養殖海產類除了抗生素之外，還可能出現金屬殺菌劑、除藻劑等。

由於抗生素容易堆積在脂肪較多的部位，因此為了避免吃進抗生素，最好少碰雞皮、雞脖子、內臟及肥肉等藥物和環境毒素較易堆積的組織器官。

購買肉類產品時，建議選擇有CAS及生產履歷認證標章的商品，比較有保障。

重組牛肉

二〇一四年肉品大廠的重組牛肉被發現，加入牛油粉增添牛肉風味，更讓消費者無法接受的是，原來不管是夜市小吃攤、燒肉店或高檔餐廳的牛排，多數原料都來自同一間公司；也就是說，高檔昂貴的牛排料理，也可能使用重組牛肉。

其實重組牛肉是業界常見的手法，這種食物在製作及食用過程中，隱藏了兩大風險。首先，要將大大小小的牛肉接合在一起，須使用到黏著劑。根據行政院衛生署公布的「食品添加物使用範圍及用量標準」，第十三類分類為結著劑，所有的合法結著劑皆為磷酸鹽類，共有十六種化合物可使用於加工肉品，包括焦磷酸鹽，多磷酸鹽、偏磷酸鹽、無水磷酸鹽、磷酸鹽、磷酸氫二鹽等。法規允許含磷結著劑於食品製造或加工時使用，可用在肉製品及魚肉煉製品，但每公斤的加工肉品的磷含量不得超過三公克，過量的話可能造成腎臟負擔、血管鈣化及心血管受損，尤其是洗腎病人，若吃到大量的重組牛肉，會導致身體內的磷無法正常代謝，病情加劇。此外，一般人吃牛排幾乎都不會吃全熟，而半生不熟或帶有血水的重組牛肉，會提高細菌汙染的風險，輕者可能是急性腸胃炎，嚴重者還可能引發敗血症。

不只是牛排裡含有黏著劑，包括魚丸、貢丸等都可能是用小碎肉再黏合在一起，提醒有腎臟疾病的患者，儘可能少吃加工肉品。

嫩肉劑

許多家庭主婦都知道，若要讓肉吃起來口感較佳，可以在烹調前加幾塊鳳梨，鳳梨中的酵素可以分解肉類的蛋白質，肉質就會較軟嫩一些。業者在肉類添加蛋白質分解劑（嫩肉劑），例如人工合成的木瓜酵素或鳳梨酵素，同樣也能打開蛋白質的結構，讓肉質比較不會硬，不同的是，這些做為食品添加物的酵素，可能引發過敏體質者產生過敏反應。若民眾吃了肉類等食物後出現過敏現象，很有可能是食物中的添加劑引起的，需特別留意。

深海大型魚

在正常情況下，深海魚裡含有O-mega3不飽和脂肪酸，不但能滋養腦細胞，讓頭好壯壯，還能掃除血管中壞的膽固醇，維持心血管的健康；而且根據研究顯示，多吃海魚的人罹

魚類汞含量及食用標準

類別	甲基汞含量標準	建議食用量（以體重五十公斤者為例）
鯨、鯊、旗魚、鮪魚、油魚（食物鏈高階）	2ppm 以下	每週 80 克
鱈魚、鰹魚、鯛魚、鯰魚、鮟鱇魚、嘉鱲魚、比目魚、烏魚、帶魚、烏鯧、鱘魚、鰻魚	1ppm 以下	每週 160 克
其他魚類、貝類、頭足類、甲殼類	0.5ppm 以下	每週 150 克

患乳癌、前列腺癌、胰臟癌及大腸癌的機率較低。

儘管吃深海魚有這麼多健康上的益處，但要注意的是，鯨、鯊、旗魚、鮪魚等深海大型魚容易殘留金屬——甲基汞，因為他們是海裡食物鏈的最頂端，若海水汙染，其體內殘留的甲基汞也最高。甲基汞具有神經毒性，長期大量暴露可能會影響孩童的大腦智力發展，嬰幼兒及孕婦都不宜大量食用。

怎樣喝水，才能喝出健康？

我們常聽說：「女人是用水做的」，這是因為女性總給人柔情似水的感覺，不過就人體的組成來說，這句話可能並不正確。若從肌肉及脂肪組織比例來分析，一般而言，男性肌肉組織較女性高，而女性脂肪組織比例較男性高，因此總體來說，男性身體含水量約百分之六十，而女性含水量約百分之五十左右，可見男性才真的是用水做的。

除了性別之外，年齡也是影響身體含水量多寡的原因，例如早產兒的含水量約百分之八十，足月嬰兒為百分之七十到七十五，孩童的含水量為百分之六十五到七十，青春期後的青少年則約百分之六十。不管是男性或女性、哪一個年齡層，水都是佔身體組成比例最高的成分，因此補充水分對健康而言真的非常重要！

醫生常建議病人多喝水，但究竟哪種水最好？怎麼喝才對健康最有利？大家可別小看喝水這件事，它其實也是一門學問，喝錯了，對身體也會造成不小的影響。

兩年前，有位媽媽帶著孩子來看診，她四歲的兒子在其他檢驗機構發現體內的金屬砷超標，趕緊轉到長庚醫院做進一步檢驗及治療。後來我們確認男童是無機砷汙染，這和長期飲用地下水有關，經過螯合劑治療，已經將體內的砷排除。

砷有分有機砷和無機砷兩種，有機砷會存在海鮮、海產當中，這是一種天然的砷，沒有毒性。但無機砷就有毒性，無機砷中毒可能造成肝腎問題。無機砷為世界衛生組織公告的第一級致癌物，因此長期大量暴露之下會增加罹患癌症的風險。地下水當中存在很多無機砷，這是我不建議飲用地下水的原因之一，其實台灣在一九五〇年末期，西南沿海地區很多人因為飲用地下水而罹癌，就是因為地下水中的無機砷所造成的。

水一定要煮過再喝

台灣目前的飲用水，多數是來自於自來水。從水管打開的水，都是來自水庫，自來水公司也會加入氯氣消毒。有些民眾擔心氯氣有害，便改飲山泉水，認為山上的水比較清澈，但是山泉水沒有自來水公司把關，水質到底乾不乾淨？有沒有農藥殘留？有沒有亞硝酸鹽殘留？有沒有重金屬汙染？這些問題都令人擔憂。尤其是若水源遭重金屬汙染，就算煮沸也無法去除。

有些民眾會使用逆滲透設備過濾自來水後直接生飲，很多銷售飲水設備的業者，訴求透過他們的設備過濾生水即可生飲，不需煮沸，以醫生的立場來看，這是錯誤的說法。生水一定要煮沸之後才能飲用，因為高溫才能殺菌，過濾設備或許可以過濾掉水中的雜質，可是沒有辦法有效殺死微生物，所以不建議飲用。

喝什麼水最好

市面上瓶裝水商品琳瑯滿目，有標榜來自於高山雪水、純淨無汙染礦泉水、海洋深層水、有氧水、純淨水、竹炭水……我建議喝煮沸後的自來水即可，但一定要注意煮沸水的正確方式。自來水在燒開的過程當中會產生五、六百種氯相關的代謝物，其中最有名的就是三鹵甲烷。如果要避免氯相關代謝物殘留的問題，建議開水煮沸後，將爐火開到最小，再把鍋蓋打開繼續沸騰三分鐘，就可以讓三鹵甲烷揮發掉。

市面上很多訴求機能的瓶裝水，名目可說是五花八門，其實這些功能對人體來說都不需要。有一陣子市面上很流行喝鹼性水，廠商的理論是人體每天都會產生酸性物質，飲用鹼性水可以維持體內的酸鹼平衡。但其實只要肺及腎臟這兩個器官功能正常就能維持身體的酸鹼平衡，不需要喝鹼性水，也不需要額外吃鹼性的食物，還是要回歸到均衡飲食較為重要。

我也建議民眾少買瓶裝水，有三個原因：第一，瓶裝水在運送及存放的過程中，很容易在高溫下曝曬，瓶裝水的瓶子材質多數是ＰＥＴ，若遇到高溫，會釋放出塑化劑。第二，在ＰＥＴ的製造過程當中，需要用到金屬銻，所以ＰＥＴ瓶子可能會有銻的殘留，銻對人體的危害是全面性的，包括心臟毒性等。第三，ＰＥＴ是塑膠材質，塑膠有不會腐壞的特質，就算放了很多年也不易分解，可說是造成環境汙染的殺手。

有些辦公室的飲水機採用大塑膠桶來裝水，其實也隱含塑化劑汙染的問題，因為配送時往往一輛車會載上百瓶，輪流運送到不同的地點，而這些大塑膠水桶在運送的過程當中，就很可能暴露在高溫戶外之下，釋出塑化劑等有害物質。民眾最好將自來水煮沸後放入飲水機當中再次煮沸後飲用，較為安全。

很多民眾也習慣去超商購買飲料來解渴，但這些飲料當中含有許多添加物，不但對健康沒有加分效果，還會有負面影響。例如想提神的人可能會喝能量飲料，但其實這些飲料裡能真正達到提升體能及腦力的成分是咖啡因，它會促使心臟血管系統及中樞神經亢奮，讓人感覺較清醒、有體力。但相對地，過量咖啡因會在短時間內使血壓飆高，這對於有心血管疾病的患者來說是很危險的。此外，我們也常看見民眾購買瓶裝茶飲，儘管這些產品常強調含有兒茶素等抗氧化物，有利於預防慢性疾病，不過在運送及販買的過程中，這些兒茶素可能會因為跟光線接觸而變少，再加上茶類飲料也含有咖啡因，有心血管疾病的民眾不宜大量飲用。至於很多年輕人喜歡喝碳酸飲料或果汁，這些產品裡都含有不少糖分及人工添加物，喝多了會有變胖、蛀牙的疑慮。

水的攝取量，過與不及都不好

記得多年前有個廣告強調「沒事多喝水、多喝水沒事」，讓消費者誤以為水喝得越多越好。其實這只是業者的行銷口號，若以醫師的立場來評估，水喝太多還是會出事的。

究竟我們一天應喝多少水對健康才有益？根據歐洲食品安全局（European

Food Safety Authority，EFSA）的建議，小於六個月的嬰兒每天須攝取一〇〇～一九〇毫升／公斤的水分，六到十二個月的嬰兒每天攝取八〇〇～一〇〇〇毫升，一歲以後的幼兒建議每天攝取一一〇〇～一二〇〇毫升的水，二到三歲的孩童每天為一三〇〇毫升，四到八歲的孩童每天為一六〇〇毫升，九到十三歲的男童每天為二一〇〇毫升，九到十三歲的女童為一九〇〇毫升，十四歲以上的青少年每日喝水量則與成人相同，也就是女性每日需喝水二〇〇〇毫升，男性則為二五〇〇毫升。至於孕婦，建議每天須額外多喝三〇〇毫升的水，哺乳的婦女則每日須額外多喝七〇〇毫升的水。民眾每日喝水量，可以根據歐洲食品安全局的建議來參考，適量的喝水才是對身體最好的。

脫水

若體內水分大量流失，又沒有及時補充的話會造成「脫水」。常見造成脫水的原因是「尿崩症」。尿崩症可分為中樞性及腎性二種，中樞性尿崩症是因腦下垂體分泌的抗利尿素（antidiuretic hormone）所造成的，而腎性尿崩症則是因腎臟對抗利尿素反應異常所引起的，造成每日排尿量大於三〇〇〇毫升。只要攝取的水分不夠，任何人都可能會有脫水的情況產生，尤其是嬰幼兒、老年人、行動不便的慢性疾病患者及運動員，更常因水分大量流失又未能及時補充而導致高血鈉症（血鈉濃度大於一四五毫當量／公升）。早期高血鈉症可能出現口乾舌燥、小便量減少、尿液顏色變深或頭暈、煩躁不安等現象，不過若一直未能補足水分，會演變為嚴重的高血鈉症（血鈉濃度大於一五七毫當量／公升），則可能導致大腦神經毒性，造成意識不清、昏迷、抽搐，甚至有休克死亡的嚴重後遺症。想要避免高血鈉症，只要覺得體內水分明顯流失時就趕快補充水分，後果就不會太嚴重，至於尿崩症，則需配合藥物或激素治療。

水中毒

水喝太少會脫水，導致高血鈉症，但相反地，水喝太多也會因短時間攝取太多水分而造成「水中毒」，引發低血鈉症。臨床上常見的水中毒原因有原發性飲水過多症（primary polydipsia）、抗利尿激素不適當分泌症候群（syndrome of inappropriate antidiuretic hormone，ＳＩＡＤＨ）、內分泌異常如腎上腺分泌不足或甲狀腺功能低下、末期腎臟疾病，心臟衰竭及肝硬化等等。抗利尿激素不適當分泌症候群，是指腦下垂體分泌過多抗利尿激素，進而導致體內水滯留和低血鈉症等症狀。不過跟脫水的情況相同，其實所有人都可能發生水中毒。例如民眾運動過後短時間大量喝水、嬰幼兒被過量餵水，有些精神病患也會因精神異常而不斷喝水。當體內水分過多時，就會造成低血鈉症（血鈉濃度低於一三五毫當量／公升），早期症狀並不明顯，病患可能出現頭痛、注意力不集中、四肢無力等情況，嚴重的低血鈉症（血鈉濃度小於一二〇毫當量／公升）則可能導致病患出現嘔吐、煩躁不安、嗜睡等神經症狀，同時也會有抽搐、休克及死亡的風險。因此建議喝水一定要適量，不要在短時間內灌太多水，以免產生水中毒狀況，至於抗利尿激素不適當分泌症候群患者，則需要配合藥物治療。

喝水的確對健康有益，但若喝錯了或喝的量不對，都可能危害身體健康。每天適量的喝煮沸過的白開水，才是正確的飲水之道。

網路謠言：喝自來水會致癌是真的嗎？

自來水是否會致癌，是很多人擔憂的問題。自來水從水源、水庫到自來水廠，再從淨水廠到用戶水塔之間，都須靠水管來輸送，在這整個過程中難免會有細菌或髒汙產生，而為了讓家家戶戶都有安全衛生的水，就必須在自來水裡加入氯消毒才行。很多人會感覺自來水裡有一股消毒水的味道，這正是氯的作用。自來水公司使用氯來消毒，可以減少傳染病的發生，但代價是會產生三鹵甲烷。

颱風來襲、風災過後，許多居民打開水龍頭，發現流出來的是黃濁的汙泥水，因此紛紛跑到大賣場搶水。遇到這種情況，我建議先不要把自來水拿來飲用。暴雨或颱風過後，水源遭受微生物汙染的問題會更嚴重，為了提升殺菌效果，必須使用更多的氯來消毒，因此氯的含量也會比平時高。不過民眾也不必太過恐慌，因為三鹵甲烷是揮發性很強的氣體，燒開水時只要確實做到水滾後打開蓋子再燒三至五分鐘以上的動作，就能大量減少三鹵甲烷。

很多民眾問我到底該不該使用過濾器或淨水設備？市面上淨水產品很多，從幾千元到幾萬元都有，醫院使用的醫療級淨水設施甚至高達幾百萬、甚至上千萬。很多民眾到賣場選購時，業者都會說得天花亂墜，宣稱除了淨水之外，還有逆滲透、陽離子樹酯交換、活性碳、紫外線ＵＶ消毒等各式各樣功能，讓民眾看得眼花撩亂。我的建議是只要簡單、有基本過濾功能就可以。一般民眾所使用的淨水設備，主要是用來過濾從自來水廠到家用水塔之間可能造成的汙染，因此只要簡單的淨水功能即可。但還是提醒大家，再昂貴的淨水用品都不能取代煮沸水的功能，唯有煮沸水才可以徹底殺死微生物。

如何找「茶」，才最安全？

茶含有兒茶素，具有高抗氧化力，對健康有益，但是喝錯了，反而會損傷身體。之前國內爆發手搖杯茶飲含多種農藥事件，其中竟然包含了已經禁用二、三十年的ＤＤＴ，讓大家驚覺茶飲的安全問題不可忽視。這起事件只是開端，有關單位在輿論的壓力下全面清查，這一查，竟然讓許多知名茶飲店相繼淪陷。

手搖杯茶飲最大的隱憂是高果糖玉米糖漿及茶葉來路不明的問題。由於蔗糖的成本較高，為了降低成本，茶飲業者可能會使用高果糖玉米糖漿來當成甜味劑。不過，曾有動物實驗顯示，高果糖玉米糖漿可能會造成上癮，讓人食用量越來越大，並可能造成高血糖、高血脂、脂肪肝及代謝症候群等影響。此外，高果糖玉米糖漿的原料也有可能來自國外的基因改造玉米。

茶飲的另一個問題就是茶葉的品質及來源。由於台灣茶農種植的茶葉數量有限，基於成本的考量，很多廠商會從國外進口茶葉，品質及安全性較難掌控。例如國內某連鎖茶飲的手搖杯玫瑰花茶是從伊朗進口的，而坊間也流傳許多手搖杯的茶葉是從越南進口，讓人擔心可能有落葉劑殘留的問題。

其實不只是手搖杯，市售茶葉、茶包也難逃農藥殘留的命運，只是含量多寡的問題而已。農民在採收茶葉時，如果沒有遵守停藥期的規範，讓農藥自然代謝，就可能讓消費者喝下殘留農藥的茶水。

除了農藥之外，茶包還有另一項令人擔憂的問題，就是包裝材質。一般市售的茶包材質以紙茶包和塑膠茶包為主，紙茶包為了增加韌性，可能會添加環氧氯丙烷（Epichlorohydrine：ECH），沖泡時遇到熱水就會溶出三氯丙二醇。不過塑膠材質的茶包並沒有比較安全，因其成分大多為PET、聚乳酸（Polylactic Acid：PLA）或尼龍等，由於一般泡茶的溫度會高於攝氏八十度，此時ＰＥＴ材質就可能釋出塑化劑，而ＰＬＡ材質是基因改造玉米製成的。

茶對人體健康有很多好處，尤其綠茶的兒茶素含量很高，只要多加留意，還是可以喝得安全、安心。我建議喜歡喝茶的人最好自己動手泡，而且要選擇整片茶葉，少喝茶包。此外，由於農藥大多是水溶性的，因此沖泡茶葉後的第一泡最好倒掉別喝，降低農藥入口的機會。

食器大學問

鍋具

食安事件一波接著一波，很多人擔心外食會有問題，於是自己回家開伙的機率變高了。不過，選用鍋具時還是要小心謹慎，否則用錯了，同樣會有食安上的疑慮。

很多婆婆媽媽常問我，到底哪一種鍋具使用起來比較安全呢？其實各種鍋具都有優缺點，我的建議是不同的烹調方式要使用不同的鍋子，最好不要一鍋煮到底才安全。

早期電鍋的內鍋幾乎都是鋁鍋，好處是質輕又便宜，因此廣受消費者歡迎。不過隨著消費者的健康意識抬頭，很多人擔心鋁鍋會釋出鋁，增加罹患阿茲海默症、失智症及骨頭病變的風險，因此現在很多家庭都已不用鋁鍋煮東西了。

不過還是要提醒大家，如果外食時，觀察到老闆用鋁鍋來烹煮食物，建議最好不要購買來吃，因為鋁鍋如果遇到高溫、接觸酸性醬料或刮傷都可能讓鋁溶入食物裡，吃多了就會對健康造成影響。

有些人會問我：「鋁鍋釋出的鋁只是微量，應該沒關係吧？」我通常會告訴他們，生活中到處充斥著鋁，例如胃藥、油條、麵包、麻辣鴨血裡都有鋁，由於鋁必須經由腎臟排出的，腎功能正常的人若攝取到金屬鋁，仍可順利排出體外，但腎功能差的病患吃到這些東西，可能會使鋁殘留體內。因此，鋁鍋能不用的話最好就不用。

目前市面上販賣的電鍋內鍋已經較少出現鋁鍋，而以不鏽鋼鍋來取代，如果有預算上的考量，也有鍋子內層是不鏽鋼材質，外層及蓋子是鋁的產品。只要接觸到食物的部分不要使用鋁，就不至於對健康產生危害。

不沾鍋外型美觀，食物也不會沾黏到鍋子上，烹調起來更輕鬆方便，造福了不少家庭主婦。不過不沾鍋塗層含有全氟烷化合物，因此要避免高溫烹調、少用酸性醬料或避免刮傷，才能降低致癌物全氟辛酸釋出，進而汙染到食物。例如可以使用不沾鍋來煮義大利麵，但高溫油炸雞排或炸豬排則不建議使用。

陶瓷鍋漂亮、氣派，拿來燉煮食物，例如冬天的羊肉爐、薑母鴨，可以提升用餐的氣氛。不過陶瓷鍋通常色彩會較鮮豔豐富，這些色素可能會釋出鉛、鎘，一不小心就會把金屬一起吃下肚。建議選購不沾鍋時盡量以原色、素色為主，或鍋子外層有顏色沒關係，但跟食物接觸的內緣，則不能有色層。

華人喜歡用大火快炒的方式烹調食物，鐵鍋耐高溫，是不錯的選擇。不過，鐵鍋的缺點是容易生鏽，若沒有每天使用，會產生氧化鐵或微生物汙染等問題，可能造成腸胃道刺激。此外，有些家庭會用鐵鍋來煮湯，煮完後並不會特別盛別的容器，而是將湯一直留在鐵鍋裡，要吃時才一碗一碗地舀。這種方式也會讓鐵跑出來，造成汙染。有些人認為鐵鍋釋出的鐵剛好可以幫身體補鐵，我並不贊同這樣的做法，因為這些從鍋子裡溶出來的鐵並不衛生，有可能遭受微生物汙染。要補鐵的話不妨多吃紅肉。

跟鐵鍋的情況差不多，銅鍋的好處也是適合高溫烹調。我們去吃韓國烤肉時，會覺得火好像很小，但肉片一下子就烤熟，這是因為銅鍋發揮導熱快速的優點。不過銅鍋也是要避免刮傷，否則同樣會讓食物汙染到銅，過多的銅會提高罹患肝硬化的風險。

跟前面幾種材質的鍋具比起

各種材質鍋具比一比

	優點	注意事項
鋁鍋	質輕、便宜	可能會釋出鋁。
不沾鍋	外型美觀、不沾黏	不耐高溫及酸性，表面刮傷的話恐釋出可能致癌物全氟辛酸。
陶瓷鍋	美觀	彩色塗層可能含有鉛或鎘。
鐵鍋	便宜、適合高溫烹調	不常使用易生鏽。
銅鍋	導熱快、適合高溫烹調	使用不慎的話易釋出銅。
不鏽鋼鍋	耐高溫、強酸、強鹼	宜選用編號三〇四系列，二〇〇等級恐釋出微量錳。

來，不鏽鋼鍋相對安全，而且也很適合高溫烹調。不鏽鋼鍋依價格不同而有分等級，從貴到便宜依序是四〇〇、三〇〇及二〇〇系列。二〇〇系列多是工業用途，三〇〇及四〇〇則可使用於鍋具、餐具中。編號三〇四系列的不鏽鋼鍋，含有百分之十八鉻、百分之八鎳，耐高溫及強酸、強鹼，被公認是最安全的材質。二〇〇系列的不鏽鋼鍋，廠商因為成本的考量，可能用錳來取代鎳，若使用不慎、刮到會釋出錳，長期下來接觸會提高大腦神經退化疾病的風險。

不管使用哪一種鍋具，都盡量不要使用金屬鏟子或用鋼刷來刷洗，才不會造成損傷，進而溶出重金屬。

塑膠容器

外食一族應該都有這樣的經驗，到小吃攤買碗麵時，小販將熱騰騰的湯麵裝在紙碗裡，再蓋上塑膠蓋；或者買手搖杯熱飲時，店家也是裝在塑膠杯裡，到底這些容器安全嗎？會不會釋出有害物質呢？

塑膠是現代人經常用到的材質，生活中隨時隨地都可以看見，為了方便回收時辨識材質的差異，同時也讓民眾清楚各種塑膠材質使用的範圍及安全性，主管機構規範了七種分類。仔細看看塑膠容器的底部，都有標示數字一到七號，分別代表了不同的塑膠材質。

塑膠材質分類與特性

回收編碼	材質	常見物品	耐熱溫度
1	聚乙烯對苯二甲酸酯（Polyethylene terephthalate，PET）	寶特瓶、飲料瓶、食用油瓶	攝氏四十度
2	高密度聚乙烯（High Density Polyethylene，HDPE）	鮮奶瓶、厚塑膠袋	攝氏六十度
3	聚氯乙烯（Polyvinylchloride，PVC）	保鮮膜、雞蛋盒、調味罐、塑膠杯、水管	攝氏六十度

4	低密度聚乙烯（Low-density polyethylene，LDPE）	薄塑膠袋	攝氏六十度
5	聚丙烯（Polypropylene，PP）	微波容器、塑膠碗、布丁盒、豆漿瓶	攝氏一百三十五度
6	聚苯乙烯（Polystyrene，PS）	保麗龍、養樂多瓶	攝氏六十度至七十度
7	其他類：聚碳酸酯（Polycarbonate，PC）、美耐皿、ABS 樹脂、壓克力	塑膠水壺、餐具	

除了一號ＰＥＴ跟三號ＰＶＣ若使用不慎可能釋出塑化劑之外，六號聚苯乙烯（ＰＳ）及七號中的聚碳酸脂（ＰＣ）在使用上也需留意。六號ＰＳ常用於保麗龍中，但因其耐熱性只有攝氏六十至七十度，若是當成泡麵或外食熱湯的碗，可能因溫度過高而釋放出苯乙烯。七號中的ＰＣ用於奶瓶、塑膠水壺或飲料鋁罐的內膜中，雖然耐熱溫度有攝氏二百度左右，但若有刮傷的話，可能釋出雙酚Ａ（酚甲烷或二酚基甲烷，ＢＰＡ）。跟其他

塑膠材質比起來，二、四、五號是相對安全的。尤其五號耐熱度可達到攝氏一百三十五度，比較適合當成盛裝熱食的材質。

瞭解塑膠材質一至七號的差別，下次購買外食時，別忘了檢視一下容器上的編號，就能判斷出是否安全。

美耐皿餐具暗藏食安危機

剛開始接觸副食品的小朋友，家長為了刺激他們食慾，同時也預防餐具不小心被打翻而破損，多半會選購五顏六色的塑膠碗盤、水杯、湯匙，這些就是所謂的「美耐皿」樹脂，塑膠的回收編碼為七。美耐皿是三聚氰胺與甲醛聚合而成，它的優點是可以耐熱、耐摔、耐油，因此被廣泛使用於幼兒餐具。此外，學校、餐廳及美食街等，也很常看見美耐皿餐具的蹤跡。美耐皿雖然號稱可耐攝氏一百一十度以上高溫而不變形，但不代表它們使用上絕對安全；事實上，只要攝氏四十度以上的高溫，就可能溶出微量的三聚氰胺，增加腎臟及輸尿管結石的風險。

毒奶粉事件

相信國人對「三聚氰胺」這個名詞一定不陌生，二〇〇八年中國大陸爆發毒奶粉事件，就是因為有少數商人在奶粉裡加入三聚氰胺，造成上萬名嬰兒腎病變及腎結石。

毒奶事件剛發生時，由於還不知道是三聚氰胺惹的禍，面對一下子出現上萬名身體異常的小朋友，很多醫療人員都覺得很奇怪，因為小孩子腎結石的機率非常低，如果偶爾有一、二個，可能是因為特殊體質造成的，但一下子有成千上萬名嬰兒一起出現同一病症，在醫學上是無法解釋的。最後發現是少數商人搞的鬼，在奶粉裡添加三聚氰胺，讓蛋白質含量在檢驗時看似增高。

由於美耐皿的原料是三聚氰胺以及甲醛，因此我認為最好盡量不要使用。尤其是火鍋店很喜歡使用美耐皿材質的湯杓，在高溫的湯鍋裡，很有可能溶出三聚氰胺。

如果在生活中無法避免使用美耐皿餐具，需注意：

一、不可用美耐皿餐具來微波或蒸煮食物，以免在高溫之下，溶出三聚氰胺。

二、少用美耐皿餐具來盛裝滾燙、酸性食物。

三、煮熱湯時，美耐皿製作的湯杓、湯匙、筷子，不可放入鍋中。

四、美耐皿餐具不能用菜瓜布、鋼刷洗。清洗方式是浸泡一段時間後，以海棉及抹布加以清潔。

五、美耐皿材質會隨使用時間而老化，至少二至三年就要更新。只要出現刮痕就不可以再使用。

六、購買美耐皿餐具時，若聞到刺鼻難聞的味道，很有可能是有甲醛殘留的次級品，要多加留意。

七、盡量購買台灣產製的美耐皿餐具，不要購買來路不明、過度廉價的產品。

慎選寶寶的奶瓶

購買奶瓶或運動水壺等產品時，常會發現上面貼有「不含雙酚Ａ」的標示，究竟什麼是雙酚Ａ呢？雙酚Ａ（Bisphenol A，簡稱ＢＰＡ）是一種質輕、耐用的材質，主要是用在製造飯盒、飲料瓶、奶瓶的聚碳酸酯（polycarbonate）與補牙材料，以及罐頭襯裡的環氧樹脂（epoxy）。在正常使用下，這些成品是相當安定、安全的，不過如果在酸性、鹼性及高溫的環境下，雙酚Ａ就會被釋放出來，進而汙染食物、牛奶或飲水。

雙酚Ａ具有微弱的女性荷爾蒙作用，也是屬於環境荷爾蒙的一種。雙酚Ａ為一種環境荷爾蒙，化學結構類似雌性激素，雖未被世界衛生組織列為致癌物質，但在體內會干擾性荷爾蒙、特別是雌激素的功能，長期過量接觸恐造成內分泌失調，影響生殖能力和孩童成長發育，並引發肥胖、第二型糖尿病、心血管疾病等。

為了避免雙酚A毒害嬰幼兒，二〇一〇年歐盟及加拿大都禁止雙酚A使用於奶瓶上。若擔心家中孩童受到雙酚A傷害，購買奶瓶時應選購經過安全認證正規廠商的產品，或改用耐熱無鉛玻璃材質的奶瓶。平時清洗奶瓶時應避免煮沸加熱，或加熱消毒後，再以冷開水沖過。

防油紙袋

當我們購買炸雞排、蔥油餅等小吃時，攤販都會使用防油紙袋，吃的時候才不會弄髒手。你可能沒想過，這些防油紙袋也是會釋出毒素的。通常防油紙袋會塗布一層全氟烷酸類，像是全氟辛烷磺酸（PFOS）及全氟辛酸（PFOA），這些都是環境荷爾蒙。全氟烷酸類不但具有肝毒性，美國環保署也認為它們可能致癌。

根據二〇〇七年的研究報告指出，全氟化合物不會從包材釋出進入食品、也不會進入人體被吸收、在身體中也不會代謝，但是這三點目前都被科學家一一推翻了！美國食品藥品管理局（Food and Drug Administration；FDA）提出報告，證明全氟化合物會從包材釋出，並且進入食品中。例如便利商店常見的微波奶油爆米花，在爆開後每公斤含有全氟化合物三點二毫克。此外，一九九六到二〇〇二年之間，丹麥國家出生研究計畫共追蹤分析了一二四〇位婦女，發現她們體內的全氟辛烷磺酸及全氟辛酸濃度越高，其生育力就越低。一九九九至二〇〇六年之間，美國國家全國健康營養調查，總共分析了三九七四位成人，發現全氟辛酸或全氟辛烷磺酸較高者，罹患甲狀腺疾病的風險也跟著增加。

全氟烷酸類不只出現在防油紙袋，也出現在家庭主婦愛用的不沾鍋。例如鐵氟龍不沾鍋的塗層就含有全氟化合物，研究指出，單純高溫熱油料理時，不沾鍋並不會溶出任何全氟辛酸，若是以爆炒醬燒的方式烹調，也就是以高溫熱油加上調味料（鹽、醬油、醋、番茄醬）來料理食物時，全氟辛酸就會溶出。

第三章

毒物學世界

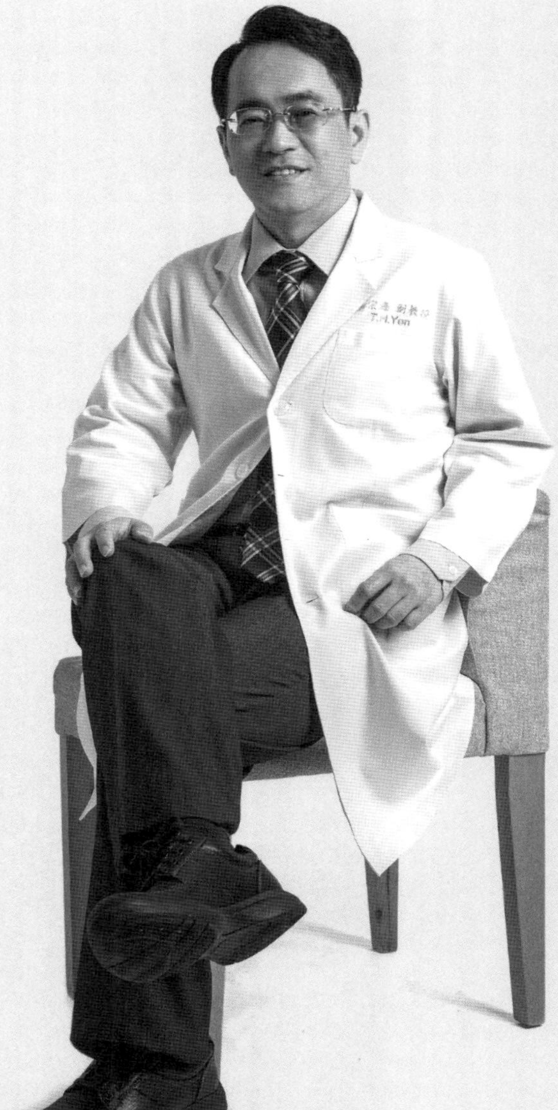

我的恩師——俠醫林杰樑教授

二十年多前，腎臟科算是相當熱門的科別，腎臟科醫師的出路除了在大醫院工作，還有自行開業、設立血液透析中心照顧長期洗腎患者。但說到毒物學研究就是超級冷門了！在一般人的觀念裡，研究解毒劑、金屬化驗這類專業知識是曲高和寡的事，但我從俠醫林杰樑教授身上體認到，毒物學和民眾的生活其實是息息相關的，因而投入相關領域的研究。

進入林口長庚醫院擔任住院醫師第一年，我遇到了林教授，當時他已經是腎臟科和毒物科的權威醫師，他給我的感覺跟其他主治醫師不太一樣，不僅個性非常開朗、積極，還具有誨人不倦的教學精神。當我還是住院醫師時，就跟著他進行各種毒物及金屬的研究，發現生活中的毒素真的太多了，病人遇到的各種疑難雜症都有，有的真是千奇百怪，甚至找不到病因，讓人防不勝防。

林教授的工作量繁重，平常除了忙於臨床、教學及研究工作外，還會花很多時間和心力照料患者，我還記得他帶領住院醫師去查房時，對於病歷表上的數據都看得非常仔細，並將內容牢牢記在腦海中。進入病房探視之前，他先在護理站與住院醫師討論病情，分析病患的報告，討論下一步該怎麼治療，所以查房前的準備工作，往往就會耗上一至兩小時。等確定了治療方向後，再用一整個上午或是下午的時間查房，並且針對查房的結果，教導年輕的住院醫師；即便是再簡單、基礎的問題，只要有學生聽不懂，他都會一講再講，直到每個人都能徹底瞭解為止。林教授一天不只查房一次，還會持續追蹤病患的情況，若是早上病患說肚子痛，他就會特別留意是否有腸阻塞的情況，交代我會診外科醫師。到了下午，他也不忘打電話詢問病患的情況，確認病患的症狀是否有緩解，並且聽取會診醫師的診療結果。對於他來說，病人的事情永遠是最重要的事；甚至在下班之後，如果想到什麼事情，他也會親自打電話給值班醫師，關心病患的情況。

一般到腎臟科求診的大多數是長期腎臟功能不好的病人，心態上難免比較消極、悲觀，林教授總是用正面的話語鼓勵他們。譬如很多病人因為糖尿病導致腎功能越來越差，到了必須洗腎的地步，當他們聽到一個禮拜要洗三次腎、一次四小時，心情頓時變得沮喪，甚至難過得自暴自棄，不想再接受治療了！但他總是很有耐心地向病人說明病情，並且用堅定的語氣告訴他們：「沒錯！你需要洗腎，因為你的腎臟已經失去功能，而且尿毒指數飆得非常高。但是如果你願意洗腎、接受治療的話，還是可以擁有良好的生活品質，不僅可以出國旅遊，也能在職場上好好衝刺。我的病人當中，很多人都是白天上班、晚上來接受洗腎治療，他們之中不少人是擔任主管職務，在事業上有很好的表現。」

林教授對於自己所帶領的醫療團隊，最重視的是「事情要馬上去做」，絕對不能拖延，所以跟在他身旁工作很有壓力。但是，他有一種非常奇特的個人魅力，讓人很容易被他專注熱情的工作態度所吸引。

林教授本身就是洗腎患者，儘管他在醫院的工作量繁重，仍然精神奕奕、充滿活力，完全看不出來是必須長年洗腎的患者。而大部分病人聽了他的勸告，都能慢慢接受洗腎已成為生活中一部分的事實，願意配合治療。此外，他也會主動提供病人正確的衛教知識，並且給予他們需要的心理建設。

俠醫理念：絕不放棄任何一個病人

俠醫林杰樑教授經常跟醫護人員說：「絕對不要輕易放棄你的病人！」這句話已經成為他的口頭禪了。

他看診很積極，真的努力到沒有辦法時，才會宣布病人死亡。以治療巴拉刈中毒的例子來說，一般人只要喝到一小口巴拉刈除草劑，很快就會因為全身器官壞掉、呼吸衰竭而死亡，所以多數醫院如果收到巴拉刈中毒的病

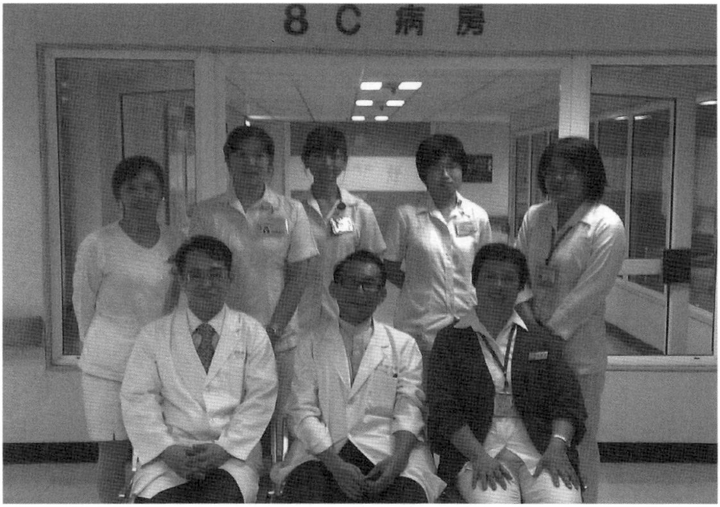

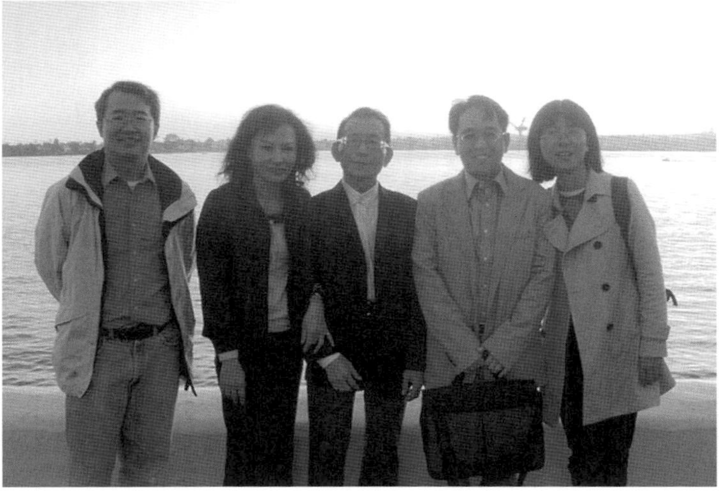

上圖：顏宗海醫師（下左）、林杰樑醫師（下中）與醫療團隊。
下圖：顏宗海醫師（右二）、林杰樑醫師（中）同遊攝於海邊。

患，往往不會做積極性的治療。但是林教授卻說：「不管病情多嚴重，都不能放棄！如果連醫師都放棄了，那麼家屬連最後一點希望都沒有了。」

巴拉刈是一種毒性很強的農藥除草劑，只要喝一小口，就會造成多重器官衰竭，甚至死亡。林教授發明了一種即時血液灌洗、加上高劑量類固醇及免疫抑制劑脈衝療法，救活了很多巴拉刈中毒病患，更被引用為國際標準療程。有一次我到東部某家醫學中心演講，台下坐了兩百多名醫護人員，對於我分享巴拉刈中毒的治療方法都感到非常驚訝，因為過去他們幾乎沒有任何有效的治療方法，十分感謝長庚醫院提供的特殊療法。

林口長庚紀念醫院是國內知名處理中毒案例的醫療中心，尤其林杰樑教授生前發明了多項治療中毒病患的療法，所以很多情況較嚴重的中毒患者幾乎都會轉送到林口長庚做進一步診治，我們的醫療團隊經常碰到形形色色中毒的案例，並且救活許多瀕臨垂死邊緣的人。在我擔任住院醫師期間也遇過不少服毒自殺的病人，包括燒炭、喝農藥、吃滅鼠藥、吃止痛藥、吞安眠藥……各式各樣的自殺案例都處理過，而不管情況如何危急，我們團隊始終以救人第一為使命，絕不輕易放棄。

近年來開始有越來越多的新手醫師選擇腎臟科及鑽研毒物學，甚至其他區域醫院也派醫師前來長庚醫院學習毒物學，我相信大多數是受到林教授的影響。二〇〇九年底，我陪同林教授到美國聖地牙哥參加美國腎臟醫學會的年會，現場有來自全球各地一萬多名腎臟科醫師參加，他是第一位被邀請擔任座長的台灣醫師，主辦單位還以「全世界最偉大的毒物科專家」來介紹他出場，給予了他相當大的肯定。當我們在洛杉磯機場轉機時，也遇到好多台灣僑胞主動跑來跟他打招呼，感謝他對台灣醫療的貢獻與付出。

林教授當年循循善誘地教導我，現在我也有責任將他的理念傳承下去，我常跟學生說：「醫師盡不盡力，病人不會察覺到，家屬也不會知道，只有醫師自己的『良心』才會知道。」當你穿上白袍，就要盡力做好自己的本分，當一個無愧於良心的醫師。

傳承良師典範

林杰樑教授在二〇一三年八月因肺部感染併發多重器官衰竭而逝世，享年五十五歲。他的驟逝對我來說衝擊非常大，以前我只要躲在他的後面專心做研究、教導學生，現在必須站在第一線來面對媒體、食品業者，甚至面對政府。許多媒體開始稱呼我為台灣良心俠醫林杰樑的接班人，不少政府機關包括行政院、衛福部、立法院……以及台北市、桃園市和新竹市政府剛成立的食品安全委員會也邀請我與會，一同為食品安全把關。我很願意提供自身的專業為國內的食安問題建言，但只靠我一個人的能力是絕對做不來的，背後其實是整個長庚毒物團隊的功勞，我們的團隊成員有林杰樑教授的妻子譚敦慈女士、林中英博士，以及其他長庚腎臟科的醫師和護理師，此外長庚醫院也給予了我很大的支持。

林教授曾經告誡我，面對媒體時一定要把話講對，不能有任何差錯；就跟治療病人一樣，必須嚴謹以對，有多少證據說多少話，避免人身攻擊，我一直銘記在心。林杰樑教授是享譽國際的毒物科權威，他做的大多是與民眾健康息息相關的臨床研究，而且所發表的文章經常是可以馬上執行、用來救人一命的醫療方案，令我相當佩服。他一輩子都在關注國內的食安問題，直到生前最後一刻仍然在為全民健康而奮鬥，我也鞭策自己一定要堅持到底，努力將他的精神傳承下去。

無所不在的鉛毒

台北市及新北市自來水管被爆出鉛管老舊的新聞曾經在媒體上沸沸揚揚，許多民眾都擔心喝到含鉛的水，危害健康。鉛水管的確可能汙染飲用水，例如香港發生過一起鉛中毒事件也是因水管銲接鉛而引起的，因此很多先進國家都已全面汰換自來水鉛管。更換自來水管並非短時間能立即完成，建議除了政府做好檢驗並公布各區水質報告的把關工作之外，民眾一早起床可以先打開水龍頭，讓水放流五分鐘之後再使用，如此可將整晚未流動、含鉛量較高的水質流走。此外，也可以多清洗水塔，把沉積的重金屬鉛沖洗掉，減少將鉛吃進肚裡的機率。

事實上，低劑量的鉛充斥在我們日常生活中，除了供應家家戶戶自來水的水管含有鉛之外，油漆、口紅、兒童玩具……這類唾手可得的生活用品，都可能是危害健康的殺手。

鉛是環境荷爾蒙的一種，具有腎毒性，若長期接觸會傷害腎臟的健康；此外，鉛也具有神經毒性，會導致慢性貧血以及致癌的危機。歷史上最著名的鉛中毒案例，就是樂聖貝多芬傳聞因鉛中毒而死亡。貝多芬個性躁鬱，生前飽受耳聾、腹痛、背痛及水腫之苦，可說是諸病纏身。據說這位音樂大師生前曾尋求很多醫師的治療都沒有效果；五十七歲時，他在病痛的折磨下離開人世，真正的死亡原因卻始終是個謎。二〇〇〇年，美國能源部利用先進光子源（Advanced Photon Source）拿到了貝多芬的頭髮進行化驗，發現其中含有鉛，貝多芬的死亡之謎終於揭開了，推測是「慢性鉛中毒」奪走了這位偉大音樂家的健康。

不只是古代有鉛毒害，現代人所處的生活環境也有鉛汙染的可能，像是含鉛汽油、老舊自來水管、鉛電池、油漆顏色、含鉛口紅、來路不明的草藥及含鉛紅蠟燭等。二〇〇〇年，政府主管機關已經禁用含鉛汽油，但是我們的周遭環境仍處處隱藏著鉛汙染的危機；舉例來說，很多地方的橋墩會塗上紅色油漆，含鉛的紅色油漆經過日曬雨淋之後會釋放於環境中，造成鉛汙染，也可能飄進河水裡，讓河中的魚暴露在含鉛的環境當中，倘若又進入食物鏈裡，人類食用之後，就可能殘留鉛在體內，影響身體健康。

遠離鉛中毒

關於金屬鉛，國外的研究報告相當多，多數研究內容是鉛中毒，而林杰樑教授所關注的重點，則是暴露於低劑量的鉛對人體產生的影響，他以鉛解毒劑治療腎病的研究曾刊登在《新英格蘭醫學期刊》。我們在日常生活裡無形之中會接觸到鉛，而只要周遭環境有鉛的存在就會威脅到身體健康，即便低劑量也是如此。

從醫學的角度而言，鉛會對全身器官產生危害，尤其是造血系統、消化系統、神經系統、循環系統及生殖系統，因此對於鉛汙染，不能等閒視之。想要避免鉛毒害，可從以下幾個方面著手：

不要坐在馬路旁吃路邊攤，或讓孩童在道路兩側玩耍，以免吸入過多汽、機車所排放的廢氣。

盡量避免到油漆剝落的遊樂場玩耍，若接觸遊樂設施後，務必以肥皂洗手才能拿東西吃。

彩色的玩具塗料可能含有鉛，避免幼兒放進嘴巴裡咬，玩完後一定要洗手才能進食。

劣質的紅蠟燭芯可能添加高濃度的鉛，目的是讓蕊心可以立起來，因此燃燒蠟燭時需在通風處，不要在密閉空間裡。

如果居住在較為老舊的房子，請留意是否有油漆剝落的情況？如果有這種現象，請以吸塵器清理剝落的油漆。

老舊社區自來水管可能是使用鉛管，需注意飲水是否被汙染，必要時使用濾水器。尤其清晨打開水龍頭的第一道自來水含鉛量較高，最好不要拿來使用。

鉛易殘留在動物骨頭裡，半衰期長達二十五年，因此不要誤信大骨熬湯較有營養的說法，最好以新鮮蔬果熬湯或煮粥，例如高麗菜、番茄、洋蔥，都是營養又能使湯頭滋味鮮甜的食材。

草藥裡可能含有金屬，曾有新聞報導指出，不明藥膏貼布鉛超標上萬倍，因此最好少吃來路不明的草藥。

與食物接觸的食器、餐具或筷子應盡量選擇顏色單純、沒有圖案的，因五顏六色的用品很容易含有鉛。五顏六色的吸管也可能含有鉛，盡量不要使用，可選擇透明無色或黑色的吸管使用較安全。

若是從事鉛相關行業（鉛廢電池的回收、鉛相關合金業、銲接業等）的人，應避免將工作服穿回家，以免將鉛粉塵帶回家裡。

沒開玩笑！滑手機也能滑到中毒

隨著 3C 產品越來越普及，現代人使用電腦、平板電腦及手機的時間越來越長，不知不覺中可能吸入了毒素而不自覺。家電、電腦及手機等 3C 產品外殼常會添加多溴二苯醚（Polybrominated diphenyl ethers），它是一種阻燃劑，作用是防止火災。由於多溴二苯醚價格便宜，因此被廣泛使用於業界。但塗布在 3C 用品上的多溴二苯醚，遇熱就會大量揮發於空氣中，這些有害物質也是環境荷爾蒙的一種，經人體吸入或接觸後，會產生與多氯聯苯、戴奧辛類似的化學毒素，不但具有肝毒性，還會影響大腦功能，破壞女性的卵巢功能，以及降低男性生育能力。香港曾有一名兒童整天待在密閉的室內打電腦，之後出現肝腫大、掉髮等多溴二苯醚中毒現象，多溴二苯醚對人體的傷害不容小覷。

人體中百分之十到二十的多溴二苯醚是經由空氣中吸入，百分之八十以上則是透過食物攝入。由於多溴二苯醚會變成粉塵，因此平時除了多擦拭桌面及電腦、電器之外，使用時也應該保持室內通風。

現代人喜歡邊上網或滑手機邊吃東西，為了自身健康著想，最好戒掉這個不良習慣。使用電腦、電器或手機後，別忘了用將雙手清洗乾淨。

二〇〇六年起，歐盟禁止在電子、電器設備中使用多溴二苯醚，購買這類產品時，最好選擇歐洲生產或比照歐盟標準。

清潔劑是潛在環境殺手

早期人們洗衣服或洗澡多半是使用肥皂，因此不會衍生太多化學汙染的問題。為了擁有更強的去汙力，大家開始使用化學合成的清潔劑，不管是洗衣精、洗碗精或沐浴乳，這類清潔劑的去汙原理都是添加界面活性劑，它具有親油性及親水性，因此可以吸附油汙，並且溶解於水中，達到去除髒汙的功效。不過這些界面劑多數無法被自然分解，可能會進入食物鏈當中，汙染整個大環境。

壬基酚屬於界面活性劑的一種，因其化學結構近似雌激素，被認定是環境荷爾蒙之一，會干擾人體內分泌作用。壬基酚為「非離子型界面活性劑」，除了清潔劑之外，也可用於抗氧化劑、紡織印染助劑、潤滑油添加劑、農藥乳化劑、樹脂改性劑、樹脂及橡膠穩定劑等。長期接觸壬基酚可能使免疫力下降，以及出現食慾減低、煩躁易怒、憂鬱等症狀。

清潔劑中的界面活性劑最大的隱憂是，若洗碗劑、沐浴乳或洗衣精等清潔劑裡含有壬基酚，使用時會隨著家庭排放的廢水流入河川中，進而威脅人體的健康。因此購買清潔用品時，請盡量選擇有環保標章的產品，使用時也要適量，才能降低環境汙染，維護大家的健康。

可怕的隱形殺人術——一氧化碳中毒

一氧化碳是一種無色無味的氣體，中毒後的症狀不易被察覺，因而成為潛藏於居家環境中的隱形殺手。一氧化碳對血液中的血紅素的結合力，為氧氣的二百至二百五十倍，因此會取代氧氣搶先與血紅素結合，形成一氧化碳血紅素（Carboxyhemoglobin），降低血紅素帶氧能力，造成體內組織缺氧，因而產生各種一氧化碳中毒的症狀。一般人在吸入過多一氧化碳後，經常只有疲倦、昏眩等輕微不適症狀，往往在中毒而不自覺的狀況下，在昏睡中死亡。

二〇一五年林口長庚毒物團隊發表了一篇一氧化碳中毒的原著論文於美國公共科學期刊《PLoS One》上，研究發現病患如能及早送醫治療，其存活率高達百分之九十二點七，由此可見，一氧化碳中毒的病人，越早發現並儘快送醫是當務之急。另外，分析發現，一氧化碳中毒的原因分為兩大類，一種是企圖燒炭自殺，另一種是熱水器裝置不良所造成的意外。

台灣人習慣用瓦斯熱水器，我建議熱水器要裝在陽台，並且保持通風，最好有強制排氣的功能，把一氧化碳排到戶外，會相對地安全一些。

別再喝到掛，小心酒精中毒！

酒精（乙醇）在進入人體後，於整個消化道系統都能被吸收，但胃部的吸收比小腸、大腸更慢。因此，酒精與食物一起吃下後會較難被吸收。胃壁存在著乙醇脫氫酶。經由胃壁吸收後，乙醇會進入肝臟，在肝臟經過第一次新陳代謝後才進入一般的血液循環系統。乙醇經由乙醇脫氫酶新陳代謝後，轉化為乙醛，乙醛脫氫酶再把乙醛轉化為無毒的乙酸。血液中乙醇的去除，大約百分之九十五是通過肝臟的新陳代謝完成的，其餘部分的乙醇則是通過呼吸、尿液等管道排出。

一般而言，當酒精在血液內的濃度為一〇～五〇毫克／一百毫升，病人會有精神亢奮，注意力和判斷力減低，克制力變小的症狀。當血液酒精濃度五〇～一〇〇毫克／一〇〇 毫升，其症狀為興奮或鎮靜，肌肉協調能力受損，反應遲鈍。當血液酒精濃度達一五〇～三〇〇毫克／一〇〇毫升時患者會出現精神錯亂，平衡感受損，言詞不清，定向力障礙，感覺障礙。若血液中酒精濃度為二五〇～四〇〇毫克／一〇〇毫升會出現昏呆、木僵、昏睡、肌肉失調明顯，大小便失禁等症狀。不過若血液酒精濃度達到四〇〇～五〇〇毫克／一〇〇毫升病患會昏迷，完全失去意識，呼吸循環虛脫甚至死亡。

臨床上，酒精中毒的案例也相當多。我治療過一個病人是在夜總會上班的小姐，有一天晚上因為心情不好，喝了兩大瓶威士忌，送來醫院時已經失去意識，幸好心跳、血壓、生命跡象都在正常值範圍內，檢測之下得知是急性酒精中毒，在病床上昏睡了將近兩天才清醒過來。

現代人工作和生活壓力大，飲酒也成為少數人抒解壓力的管道，若是你也有飲酒習慣，注意最好不要在短時間內飲用過多的酒精。

不甜蜜的負「荷」——環境荷爾蒙

二〇〇四年烏克蘭總統大選時，反對黨總統候選人尤申科與現任總理努科維奇原本勢均力敵，在眾多候選人中遙遙領先。但隨著選戰越演越烈，奇怪的事情發生了！原本長相俊帥的尤申科，競選期間卻相貌大變，不但臉上開始佈滿疙瘩，臉色也變得槁木死灰，經由醫院毒物檢查後，證實尤申科體內戴奧辛含量為正常值的一千倍，讓全世界都感到震驚。雖然事件發生的地點遠在烏克蘭，不過這並不表示跟我們的生活毫無關係，因為導致尤申科中毒的「戴奧辛」，是一種環境荷爾蒙，它廣泛存在於生活環境中，會對身體造成許多傷害。

每個人體內都有荷爾蒙，而環境荷爾蒙則是存在環境中的化學毒物，會干擾身體內分泌的物質。環境荷爾蒙對身體健康而言是一大隱憂，在短期暴露之下可能造成皮膚病變、肝功能異常，長期下來則可能導致惡性腫瘤、免疫力異常、流產、畸胎等風險。

日本環境廳於一九九八年公布了含環境荷爾蒙的七十多種物質，在這些清單裡包括了殺蟲劑、殺菌劑、除草劑、塑膠中的塑化劑、醫藥及化工原料、有機氯化物（以戴奧辛最有名）、熱媒及防火材料（多氯聯苯、多溴二苯醚）、界面活性劑、有機錫及金屬（鉛、鎘、汞）。

眾多環境荷爾蒙中以「世紀之毒」戴奧辛最受關注。一九九九年，世界衛生組織將戴奧辛列為第一級致癌物，它主要來自工業製程的產物，少數則源於大自然火山爆發及森林大火。其他諸如沒有管控的廢棄物燃燒，聚氯乙烯（Polyvinyl Chloride）垃圾以及含氯的碳氫化合物燃燒，都容易產生戴奧辛，汙染環境。特別提醒大家的是，經由空氣吸入人體的戴奧辛並不多，其實百分之九十以上的戴奧辛還是透過食物進入人體裡。戴奧辛是脂溶性的，因此若雞、豬、牛、魚等動物吃了含有戴奧辛的食物，可能會累積在脂肪裡，當人類食用了這些動物後，戴奧辛就會經由食物鏈進入人體裡。因此少吃富含高油脂的肉類或內臟，可以有效減少毒素進入體內。

網路上流傳來自越南的農產品，像是咖啡或稻米含有戴奧辛，但一直沒有獲得證實。二〇一四年台灣黑心油案爆發時，發現其上游大廠是越南一間飼料油廠，因此來自越南食品的安全性再度被提起。到底越南農產品藏有什麼健康危機呢？其實這要從一段歷史故事說起。

越戰時美軍想要轟炸越共，但越軍擅打游擊戰，不但熟知地形又有叢林掩護，讓不得其門而入的美軍傷透腦筋。為了對付神出鬼沒的越共，美軍想出了在越共藏身的叢林裡大量噴灑「落葉劑」的方式，讓樹木的葉子掉光光，越軍因沒有可以遮蔽的東西而無所遁形。當時美軍所使用的落葉劑叫做「橙劑」，含有被稱為世紀之毒的「戴奧辛」，此舉除了造成當地上千人死亡、罹癌，還有許多新生兒畸形，後果可說是非常嚴重。因此，很多人一提到越南產品，就將其與橙劑或戴奧辛聯想在一起。

很多國內農產品都來自越南，因此台灣相關單位經常針對越南進口農產品進行抽驗，不過從來沒有檢驗出戴奧辛。消費者若是對越南食品存有疑慮，建議還是多選用台灣本土當季的農特產，才能吃得健康又安心。

第四章

做健康的人生「腎」利組

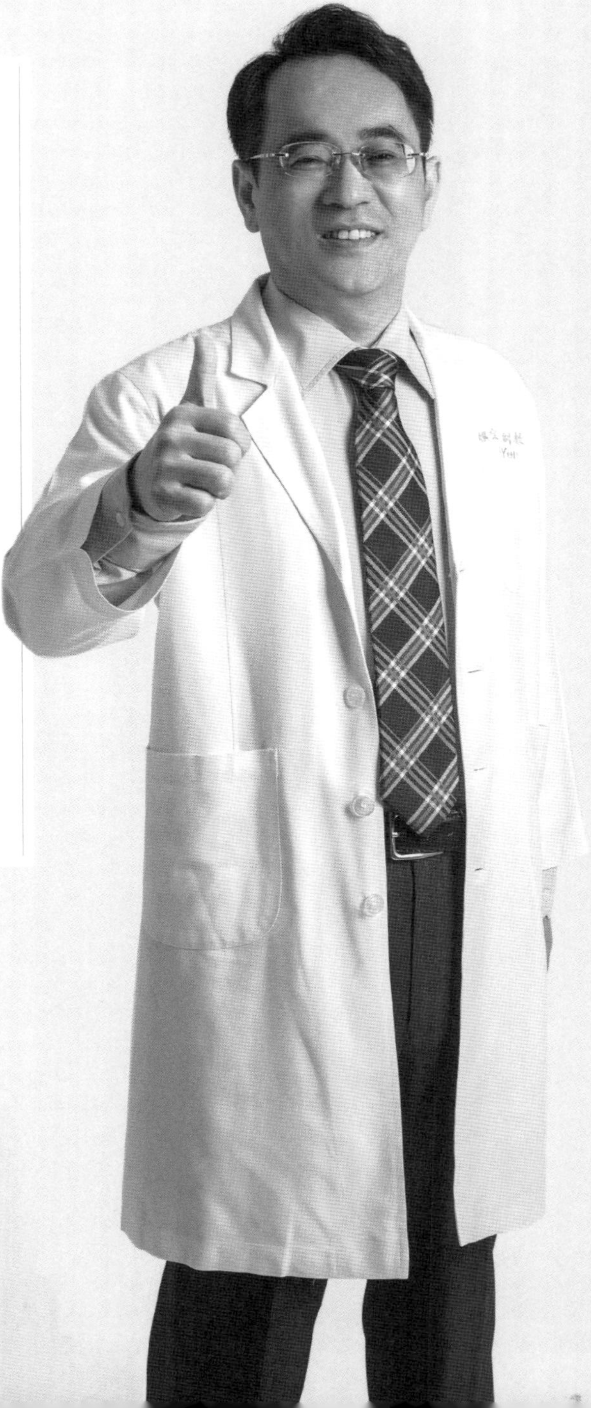

腎臟——沉默的健康守護者

人類每天都需要攝取食物來維持生命，食物經過消化、吸收後會產生廢棄及毒素，而腎臟就肩負著把這些體內垃圾排出去的功能，因此我們常說腎臟是「排毒」的器官。唯有健康、正常的腎臟，才能讓身體運作維持平衡的狀態。腎臟的主要功能可以歸為下列幾點：

清除尿毒

腎功能不好的民眾最怕聽到醫師說：「你的殘餘腎功能很差，將進入尿毒症階段」，到底尿毒是什麼呢？為何這麼可怕？其實尿毒素有很多種，一般腎臟檢驗是抽血檢查尿素氮（urea nitrogen）及肌酸酐（creatinine），透過這二項指數的高低，來判斷腎功能的好壞。尿素氮是蛋白質消化代謝後的產物，肝酸酐則是肌肉組織代謝活動的產物，正常人可以從腎絲球過濾排出這兩種分子，如果抽血檢驗時發現數值異常，表示腎臟排除廢物的功能是失常的。

排除尿酸

尿酸是人體代謝普林後的產物，大部分會經由腎臟排出，其餘則藉由腸道排出體外。我們常聽到的痛風，就是因為血液中的尿酸值太高，高密度的尿酸結晶經長期累積，會沉積在關節裡，造成腫脹、疼痛。

維持電解質平衡

電解質是指人體體液中帶電的離子，包括了鉀、磷、鈉、鈣等，其中鉀及磷是細胞裡主要的電解質。電解質需保持一定的濃度才能維持生命運作，太高或太低的話都會影響生理作用。

維持水分平衡

腎臟具有維持體內水分平衡的功能，可將水分變成尿液排出體外。正常人一天排水量約一千毫升，但腎臟功能喪失時，排出的尿量可能少於一百毫升，導致體內水分滯留，必須經由透析來協助水分排出。

促進骨髓造血

腎臟有排水、排毒功能是眾所皆知的，但很少人知道，腎臟跟體內荷爾蒙有關，也有協助造血的作用。骨髓如同一個工廠，可以不斷製造紅血球，而腎臟會分泌紅血球生成素（erythropoietin），有助於刺激骨髓，讓它源源不絕地生產紅血球。因此腎功能不好者也有可能會貧血，一般稱為「腎性貧血」。

由於腎臟是身體排毒的重要器官，若特定病患沒有定期服用降血壓、降血糖或降血脂藥物，甚至一般人隨便服用止痛藥或來路不明的草藥，都可能造成腎功能損壞，必須進一步仰賴特定醫療方法才可以存活。這些方式包括了血液透析、腹膜透析及腎臟移植。血液透析（俗稱洗腎）是運用體外循環的方式，讓血液流經人工腎臟，淨化後再流回病患體內，病人需一週來醫院三次，一次洗腎四個小時。腹膜透析是在病患腹部裝一條管子，把透析藥水注入腹腔，將管子夾起來，四小時後再將藥水排出，每天需執行四到五次左右。這種方式病患自己在家就可執行，比較能夠保有隱私。腎臟移植可說是可遇不可求，以林口長庚紀念醫院為例，目前大約有二千名病患在等待腎臟移植，但每年腎臟捐贈人數卻只有個位數。

台灣的洗腎人口在全世界名列前茅，目前大約有七萬多名患者接受洗腎治療。在健保門診醫療費用前二十名的疾病中，第一名就是慢性腎臟病，每年約有二百多萬病患，花掉了健保局將近三百七十一億元的經費。根據國衛院二〇〇八年發表的「慢性腎臟疾病台灣盛行率」研究調查，從二十歲以上、百萬人次的健檢資料中發現，國內慢性腎臟疾病的盛行率高達百分之十二，可見許多人都沒有好好地保養自己的腎；想要擁有良好的生活品質，就要建立腎臟保健的觀念。

腎功能停看聽——你確定它健康嗎？

腎臟主要負責過濾血液中的雜質、維持體液和電解質的平衡，腎臟的基本單位是腎元，每一顆腎臟約含有一百萬個腎元，腎元是由腎絲球與腎小管所組合而成的。腎絲球如同一張濾網，專門負責過濾血液中的物質。當腎功能開始變差時，可能會出現一些警訊，此時應特別留意，才能避免情況越來越糟。一般人平日可留意是否有蛋白尿、血尿、水腫、及頻尿等症狀來評估是否須到醫院就診。

蛋白尿

尿液的狀況，可以反映出一個人的腎臟是否健康。腎臟特有的過濾功能可將有用的蛋白質留在體內，無用的尿素氮則排出體外。因此，腎臟功能健全的人尿液中不會有蛋白質；當腎臟出問題時，其過濾能力會下降或喪失，無法留住有用的蛋白質，這些蛋白質就會排到尿液中，形成所謂的蛋白尿。不過有些人在做完劇烈運動或發高燒時，也會出現暫時性的蛋白尿，只要症狀緩減且尿液排出就會恢復正常。當我們解小號時，若出現泡泡狀，就要特別注意是否有蛋白尿的情況。

有些病患來看診時，會提到小便濁濁的，懷疑自己的腎臟是不是出了問題。正常的尿液應該是透明的，如果水喝得少又流太多汗，小便顏色會變得比較暗黃；相反地，如果喝了太多水，尿液顏色則是變淡，但基本上應該還是清澈的。如果尿液呈現混濁或出現泡泡狀，最好去醫院檢查是否有蛋白尿。

血尿

血尿，顧名思義，就是小便裡有血，特別是紅血球。包括了明顯血尿（也就是肉眼就能看出）及顯微血尿（必須在顯微鏡下才能看出血液中是否有紅血球）。造成血尿的原因相當多，如泌尿系統結石、慢性腎絲球腎炎、或泌尿器官發炎、藥物副作用、創傷、腫瘤等都會出現血尿。血尿症狀在治療後就會改善並恢復正常。不管如何，當出現血尿症狀時，代表泌尿器官、腎臟或身體有問題，應立即就醫。

水腫

腎臟是人體內負責清除過多水分及代謝廢物的器官，腎不好時，水分可能會排不出去，進而造成身體水腫。全身上下都有可能出現水腫，不過最常見的部位是臉部、眼瞼及下肢，嚴重者甚至會出現用手按壓皮膚卻彈不回來的狀況。腎臟病引起的水腫，伴有小便泡沫存在，主要是因為蛋白質大量由尿中排泄；另外部分患者則是腎臟機能嚴重衰退，無法完全排出水分及鹽分所引起的。有時當天吃的食物口味太重、太鹹，或睡前喝太多水，也會有水腫的情況產生，只要睡覺時把腳抬高，通常水腫的狀況一兩天就會獲得改善；如果水腫的情況持續不退，就應該去醫院檢查。

頻尿

腎臟具有濃縮和稀釋尿液的功能，於維持體液平衡和滲透壓恆定中佔有極為重要的角色。腎臟濃縮尿液的目的是不要讓太多水分排出體外，以達成水分平衡的狀態。例如當身體缺水時，腎臟會想辦法吸收更多水分；如果腎臟濃縮尿液的功能變差，就會出現頻尿的情況。到底一天尿多少次才算頻尿？其實並沒有定論，如果上廁所的次數已經多到影響生活或干擾睡眠，就可算是頻尿。像是一個人晚上起床上五次廁所，他的睡眠品質一定會大打折扣，白天上課或工作的效率也會受到影響。在排除泌尿道感染、心理作用、吃藥（如利尿劑）、睡前喝咖啡及茶等情況後，如果還是出現頻尿的情況，就應特別留意，是不是腎臟出現問題了。

腎臟病不是大人的專利，小孩也要小心！

一般而言，小朋友的腎臟應該都很健康，不過在我的門診中，偶爾也有例外，這些病患大部分都是先天異常或意外造成的。

先天異常

有些人因為先天結構異常的問題，導致腎臟先天的功能不佳，可能須經由透析治療，維持生命。正常人有兩顆腎臟，有些人由於先天的因素，只有一顆腎臟，所以需比一般人更用心保養，才不會造成僅存的腎臟負擔太大。

遺傳疾病

如果父母其中一位有多囊腎疾病，他們的小孩就很可能因遺傳而產生相同的問題。多囊腎是因基因缺陷造成的，患者的腎臟會出現大大小小不等的水泡，隨著年紀增長，水泡數量也會跟著變多。有多囊腎的孩童將來罹患高血壓、腎結石的機率也比較高，甚至有一半患者到了六十歲之後需要洗腎。因多囊腎是一種遺傳疾病，建議有家族病史的家長一定要特別提高警覺，定期帶孩子去做超音波、驗尿或抽血等檢查，才能及早發現，幫助他們控制病情。

泌尿道感染

不只是成人，包括嬰幼兒及兒童也都會有泌尿道感染的問題，其中又以女童感染的比例較高。一般的泌尿道感染只要按照醫師處方服用抗生素就可治癒，但如果出現反覆感染或病情較為嚴重時，就必須留意到慢性腎臟損傷的可能性。

腎病症候群

有些父母在發現孩童有雙下肢水腫、小便混濁等情況時會帶他們到醫院就診，經檢查後才診斷出腎病症候群。腎病症候群是一種自體免疫疾病，因腎臟出現問題，所以無法過濾蛋白質而出現蛋白尿。由於孩子每天從尿液裡流失大量蛋白質，血液中的血脂肪也會較高、白蛋白濃度低下，因此出現水腫現象。這類病人若能長期且好好地配合治療，多數患者都能獲得良好的控制，讓身體恢復正常運作。

系統性疾病

因系統性疾病所造成的腎臟病童，大部分是由於紅斑性狼瘡或糖尿病造成的。紅斑性狼瘡是一種慢性的自體免疫疾病。免疫系統會攻擊自身細胞和組織，導致全身性發炎和組織損害。紅斑性狼瘡可能影響各種器官，包括心臟、關節、皮膚、肺、血管、肝、腎臟，以及神經系統。紅斑性狼瘡會造成兒童出現尿蛋白及血尿等問題、嚴重者甚至會腎臟功能缺失，需長期以透析維持生命功能。糖尿病分為兩型，第一型糖尿病屬於自體免疫性疾病，可能是基因或自體免疫系統破壞產生胰島素的胰腺胰島 beta 細胞所引起的，因此患者必須注射胰島素治療，孩童所罹患的糖尿病，通常都是第一型。研究指出，不論是第一或第二型糖尿病，約有三成的病人會有蛋白尿、及腎功能異常，甚至進入尿毒症。

兒童尿道逆流

正常人的尿液會從腎臟、輸尿管、膀胱、尿道等路徑排出，但有些孩童可能因為先天尿道異常，或膀胱出口阻塞等問題，導致尿液逆流，除了引起泌尿道感染之外，長久下來也會造成腎臟功能不好。尿道逆流的問題有些人會自然痊癒，有些則需要手術才能根治。當孩童出現反覆性泌尿道感染，就要排除是否有尿道逆流的可能性。

外傷

除了先天異常及疾病之外，車禍、跌倒或撞到等外傷，也是造成孩童腎臟受損、功能失常的原因之一。

在門診中，很多家長會問我：「小朋友吃得太鹹會不會傷腎？」其實孩童腎臟不好跟飲食失常沒有直接的關係。比較令人擔憂的是，有些父母並不知道孩子有慢性腎病的問題，若沒有給予孩子適當的飲食（例如低蛋白飲食），可能會讓腎臟功能惡化得更快。此外，孩童經常吃重口味的食物，養成他們偏食、口味偏重的飲食習慣，短時間內雖然不至於傷害身體，但長期累積下來是會對身體健康造成影響。

亂用藥，腎臟傷很大

台灣人真的很愛吃補藥，只要親友出國，常常會委託他們帶一些健康食品或藥品回來。前陣子爆發一則新聞，國人到日本旅遊時經常購買的老牌感冒藥 LuLu 生產商發現針對抑制咳嗽的有效成分不足，因此自行從各大通路中下架。

看到這則新聞時我很感慨，LuLu 中的止咳成分 dextromethorphan 跟台灣使用的咳嗽藥相同，病患花一點錢去醫院或診所，不但可以拿到有效的處方藥，還有專業的醫生幫你診斷及把關，又有健保給付，為什麼要大費周章地從國外帶回來呢？

我認為國人在用藥上有以下幾個問題，值得檢視：

藥品遵從性低

很多患者不按照醫師處方服藥，認為病情好轉就不吃或少吃一些，最常見的是高血壓患者認為血壓控制良好就擅自停藥，沒有定時監測血壓，以致錯過治療時機。有些細菌感染病人一旦不舒服的症狀減輕，就不再吃藥，但有些藥物裡含有抗生素，沒有按照時程吃的話，可能會產生抗藥性問題，將來再服用這種抗生素對病患來說就沒有療效了。

亂服用成藥

有些患者生病之後不看醫師，而是自行到藥局購買成藥。雖然藥局的藥師們對藥物很瞭解，卻不瞭解病患的狀況，可能誤判身體發出的警訊，導致延遲就醫的狀況。

排斥就醫或服藥

我在門診中經常發現，民眾普遍有一種排斥吃藥的心理。我曾遇到一些患有糖尿病、高血壓的病人，卻不想吃降血糖或降血壓的藥物。他們告訴我：「如果吃了藥，就要一輩子吃下去，所以不想吃藥。」

我總是告訴他們：「如果不吃藥，將來會有更多合併症，後果反而更慘！」通常會來就醫的病人還算是具有健康意識，醫師最怕遇到的是自知有病卻不願意就醫，反而聽信坊間藥品廣告的病人，他們會自行到藥房購買健康食品來吃，結果卻犧牲了健康，反而得不償失。

購買來路不明的藥物或保健食品

出國旅遊已蔚為風氣，尤其國人到美國、日本等地旅遊，幾乎都會購買當地的保健食品或成藥，有些產品可能連成分都標示不清，對身體的影響也很難預估，在購買時必須小心謹慎。

有些老一輩的人會聽信地下電台主持人介紹，購買來路不明的保健食品。有些產品添加的成分不明，可能是止痛藥或類固醇，早期還曾出現過馬兜鈴酸，對於服用者的健康危害很大。二、三十年前，馬兜鈴酸在華人國家相當普遍，一直到比利時民眾吃來路不明的草藥減肥，結果導致腎臟壞掉了，醫師及科學家介入調查後才發現，添加馬兜鈴酸的草藥會導致患者腎衰竭。這項調查報告引起了全世界的關注，衛生署也開始禁用馬兜鈴酸，但令人擔心的是，在還沒有禁用時，就已經有不少人接觸到馬兜鈴酸。

此外，選購藥材時也要留意，之前新聞曾經報導過少數商家所販賣的藥材有金屬汙染、黴菌毒素或農藥殘留等，如果把這些含毒素的藥材吃下肚，長期下來，可能會對身體及腎臟造成危害。

胡亂服用減肥藥

很多在意身材的人會自行購買減肥藥來減肥，有些減肥藥宣稱是「雞尾酒療法」，其中可能含有複雜的成分。這些減肥藥之所以讓人感覺有效果，是因為添加了甲狀腺荷爾蒙、麻黃素、利尿劑、瀉藥等；麻黃素會刺激交感神經亢奮，幫助燃燒卡路里，而甲狀腺荷爾蒙則是有利於促進新陳代謝；至於利尿劑及瀉劑，則是讓人吃下後一直解尿、腹瀉，嚴重者可能出現脫水、甚至急性腎衰竭等症狀。

其實真正有效果的減肥藥只有二種，一種是透過抑制中樞神經、降低食慾來減少熱量的攝取，這種類型的減肥藥以「諾美婷」為代表，不過因服用後有增加心血管疾病的風險，已於二〇一〇年下架。目前唯一合法的減肥藥是「羅氏鮮」，屬於一種脂肪酵素抑制劑，作用是減少腸胃道對油脂的吸收。有些人吃了大餐之後服用羅氏鮮，可以讓食物中的油脂隨糞便排出，不過它會造成油便、軟便等後遺症，因此醫師都會叮嚀最好搭配低油脂的飲食。

吃藥搭配飲料

有些人覺得藥很苦，所以吃藥時會搭配飲料，這小小的動作，可能產生藥物的交互作用或不良反應，最好的服藥方式還是以白開水搭配。接下來會介紹幾種常見的不適合搭配服藥的飲料。

葡萄柚汁

葡萄柚汁會抑制腸道中的酵素CYP3A4，增加血液中的藥物濃度，使得藥效過重。因此葡萄柚汁絕不能和藥物一起服用，以免發生交互作用，尤其是降血壓藥、抗排斥藥物、癲癇藥物、心律不整藥物及威而鋼等。

運動飲料

運動飲料中的鉀離子，如果和心臟衰竭及高血壓藥物同時服用，可能導致高血鉀症，進而引發心律不整及猝死的風險。

牛奶

牛奶也是常被患者拿來跟藥物一起服用的飲料，如果跟某些抗生素及治療骨質疏鬆症藥物一起吃，會降低藥物在腸胃道的吸收，讓藥效不足。

含咖啡因飲料

咖啡、茶及可可等含有咖啡因的飲料會刺激交感神經，讓精神亢奮，如果跟支氣管擴張劑一起服用，會導致心律不整；含麻黃素的感冒藥則是會提高罹患心血管疾病的風險。

含酒精飲料

酒精具有抑制大腦的作用，如果跟安眠藥、抗組織胺、抗憂鬱及止痛藥物一起服用，可能導致病人昏睡、呼吸被抑制，進而造成生命危險。此外，含酒精飲料若跟具肝毒性藥物，例如普拿疼一起服用，則會提高肝臟受損的可能。

國人居高不下的洗腎率，以及慢性疾病和癌症人數年年創新高，與使用來路不明的藥物、濫用藥物有關。

止痛藥不可濫用

臨床上，很多腎臟不好的病患，有時會有其他併發症狀，例如關節痛、腰痠背痛、感冒等，有些人會自行到藥房去買止痛藥，或是到一般診所打止痛針。這些成藥對於腎臟病患的腎臟可說是一個極大的負擔，本來已經功能不好的腎臟，很容易一下子就極速惡化，馬上面臨洗腎的命運。

腎臟病患最忌諱吃到止痛藥等腎毒性藥物，在看診的過程當中，我常會苦口婆心地叮嚀他們：「腎臟會變不好，很多時候是因為濫吃止痛藥造成的。很多止痛藥都會傷腎，腎臟功能不好的話，如果還繼續吃止痛藥，只會更加傷害腎臟」。為了讓病人不要亂吃藥，在每次門診當中，我會請跟診的護理師將他們最近一次的抽血檢驗報告印出來，並且帶回家。我覺得用嘴巴告知病人病情，聽過之後很容易會忘掉，最好把數據視覺化，更有提醒的效果。我也特別交代病患，如果有感冒、關節痛等症狀必須給其他醫師看病時，務必出示這份報告，讓醫師知道如何斟酌用藥。

我曾遇過一位年輕的越南新娘，嫁來台灣後，生活並不如預期中美好，加上先生酗酒、長期對她家暴，因而產生了輕生的念頭。她的做法是到不同的藥房逐次購買少量的普拿疼，其中含有乙醯氨酚（acetaminophen）的成分，等收集了一定數量後，再一口氣吞下五百錠普拿疼，被家人發現後，緊急送到醫院急救。當時診斷她有急性肝衰竭，肝功能指數超過一千（正常人肝功能指數在三十六以下），情況相當危急！醫療團隊除了幫她洗胃之外，也施打乙醯氨酚解毒劑（N-acetylcysteine），才順利地將她從生死關頭搶救回來。

腎臟的日常保健

腎臟是個沈默的器官，早期受傷、受損時通常不會有感覺，很多人都是因為健康檢查出現紅字，才知道腎臟出現狀況；當發現腎臟出現問題時，通常情況已經很嚴重了！

想要減少危害腎臟健康的危險因子，必須建立早期預防的觀念。掌握以下原則就可以擁有健康的腎臟：

定期健檢

腎臟出問題時不會自己喊痛，但可以藉由健康檢查早期發現、早期治療。現在不少企業每年都會提供員工健康檢查，不妨好好善用這個福利。建議民眾如果超過四十歲，最好每年定期做健康檢查。

作息正常

熬夜、生活作息日夜顛倒都是身體健康的大敵，對腎臟當然也不好，規律的作息對腎臟的保健是很重要的。

不要憋尿

排尿，看似很稀鬆平常的事，但有些人因為工作的關係，無法正常喝水、上廁所。長時間憋尿會讓尿液中的細菌數增多，造成膀胱發炎、尿道感染及腎臟發炎等反應。建議不管工作再怎麼忙碌，都需要多補充水分，即使沒有排尿感，最少每四個小時一定要上一次廁所。

少喝酒

當喝太多酒類飲品時，出現腎結石的風險會增加，而高血壓患者喝酒則會讓高血壓情況惡化，進而傷害腎臟的功能，因此慢性腎臟疾病的病人不建議喝太多酒。

控制血糖，預防糖尿病

台灣是洗腎王國，很多人腎臟功能不好的主要原因是糖尿病引起的。不管是第一型或第二型糖尿病患者都有可能因為血糖控制不佳而引起腎病變。糖尿病第一型患者通常體型偏瘦，而且年輕，甚至國小學生都有可能；而第二型則多是肥胖的中年患者，大約四、五十歲左右才發病。很多糖尿病患者一開始不知道自己有高血糖的問題，通常是因為發覺自己吃多、喝多、尿多，但體重卻是下降，到醫院檢查才發現罹患糖尿病。因此，控制自己的血糖，不要淪為高血糖患者，有助於保護腎臟。有糖尿病家族史者的人，更應該注意血糖變化，才能早期發現、早期治療。

網路上謠傳：「千萬不要讓醫師打胰島素，否則將來一定會洗腎。」，其實這是一種迷思，打胰島素和洗腎之間並沒有直接的因果關係，會有這樣的誤解，通常是因為病患的病程剛好進入需要打胰島素及洗腎階段，糖尿病腎病變有五個進程：第一期為高過濾期，血液流經腎臟的量增加。第二期為微白蛋白尿期，腎絲球產生細微損傷。第三期為臨床白蛋白尿期，腎損傷增加，正式進入糖尿病腎病變期。第四期為進階性臨床腎病變，尿中白蛋白增加。第五期為末期腎病變，腎衰竭症狀產生。因此有些人認為洗腎是打胰島素造成的是一種誤傳，其實打胰島素可讓胰臟得到適當的休息，進而保護腎臟。

別誤信偏方，不求「腎」解

生機飲食可以排毒嗎？

坊間常有「生機飲食可以排毒」的說法，很多腎臟不好的患者也都會在門診時問我，生機飲食可不可吃呢？

顧名思義，生機飲食就是生食，像是喝生的小麥草汁、胡蘿蔔汁，生食蔬菜等；除了生機飲食之外，許多國家也有生食或未完全煮熟的料理，例如生魚片、生豬肉、生牛肉、帶血的牛排、溫泉蛋、糖心蛋等。

生吃食物的目的，除了希望不要破壞食物的養分，保留最多的營養素，當然也是為了美味。但是，生機飲食到底能不能排毒，或讓人攝取到更多、更健康的營養素，進而改善體質？這是見人見智的看法。

生吃食物有可能帶來不少後遺症，對一般人而言，可能是微生物感染造成腸胃炎，而對於生病的患者，例如洗腎者、肝硬化或癌症病患，則可能引發敗血症。此外，想藉由生機飲食來排毒或改善腎功能，其實是背道而馳的做法。因為生機飲食裡常含有大量的水分及鉀離子，恰恰是腎病患者的大忌，腎功能不好的人可能因此產生高血鉀症，恐怕導致心律不整，而水分攝取過多也會增加肺水腫的風險。

許多癌症病患因為奉行生機飲食療法，而延誤正規治療的黃金時間，反而錯失了最佳的治療機會，令人憂心。我認為生機飲食雖立意良善但並不適合所有的人，尤其是有尿毒症或腎功能不佳的病患，以及免疫力較差的癌症患者、肝硬化者，更要特別小心。

吃腎補腎有用嗎？

慢性腎臟病分為五期，到了末期就要洗腎，我可以理解腎臟病末期的病患，心情上一定很不好受，可能會想嘗試其他讓腎臟功能變好的祕方。之前網路上就曾流傳這樣一則免洗腎祕方：「多吃荔枝核、豬腰和洗米水」，華人的習慣是什麼不好就吃什麼來補，以為吃豬腰就能補腎，但從醫學的角度來看，並沒有任何根據。此外，我們無法確認洗米水是否有金屬或農藥等毒素汙染，對於腎臟來說反而造成傷害。

當腎臟發生問題時，一定要配合醫生積極做治療，而腎功能正常的人，平時也要多注意腎臟方面的保養，才能擁有健康的人生。

排結石偏方有用嗎？

腎結石是指尿液中的礦物質結晶沉積在腎臟裡。較小的腎結石常會隨尿液排出體外，但如果直徑增加到數毫米，可能會堵住輸尿管，造成尿液受阻，引起劇烈腰痛，有時疼痛會延伸到下腹部或腹股溝。腎結石依其成分可分為四大類，第一大類是鈣結石，約佔患者總人數百分之八十五以上，這類病患又分為草酸鈣結石及磷酸鈣結石二種，前者佔大多數；第二類則是尿酸性結石，也就是俗稱的「痛風」，約佔百分之五左右，其餘二類則是人數較少的感染性結石及先天代謝異常所引起的胱胺酸結石。一般而言，不愛喝水、常喝酒、吃很鹹、愛吃肉的成年男性，容易有草酸鈣結石，而喜歡吃內臟、吃海鮮的人，則較容易有尿酸性結石。臨床上，腎結石患者都以男性居多，通常女性會有腎結石，多半是因為原發性副甲狀腺機能亢進的關係，只要經過治療，就能擺脫結石的困擾。

結石是腎臟病中最常見的疾病之一，很多病患一開始都不知道自己有腎結石，等到結石落下來卡在輸尿管時，才因劇烈疼痛及身體不適來就醫。有些病人等到腎結石不那麼痛時，又開始尋求民間偏方來治療，例如猛灌啤酒、喝檸檬汁或吃化石草，以為這樣結石就會被沖掉或不見。這些偏方到底有沒有用呢？答案是否定的，有時還會因此延誤就醫時間。

民間傳說只要多喝啤酒或檸檬汁，就能沖掉或溶掉結石，這也是無稽之談，千萬不要輕易嚐試。

此外，坊間也有傳言吃菠菜加豆腐，會形成腎結石的說法，認為菠菜中的草酸，以及豆腐中的鈣，都是造成結石的成分，這其實是錯誤的迷思。鈣與草酸兩者結合會形成結石，這在化學上是成立的，但在人體內卻無法成立。因為當我們把菠菜跟豆腐吃進肚子裡，草酸跟鈣會在腸胃道中結合，然後隨糞便排掉，並沒有機會到達腎臟變成石頭。

之前曾有媒體報導，美國一名男子因為不愛喝白開水，幾乎每天都喝四千毫升的紅茶，結果尿液裡有極高濃度的草酸鈣結石。這是由於茶裡含有草酸，長時間大量飲用，會讓身體無法正常代謝，造成腎臟的負擔，因此才會發生結石、腎衰竭的狀況。

來門診的病患，如果有腎結石的問題，我都會交代他們尿尿時如果在馬桶裡看見石頭，千萬不要沖掉，將它撈出來洗乾淨後帶來醫院，經過化驗，就能判斷造成結石的原因，我才能根據報告給予適當的飲食衛教，以避免結石復發。

當你發現自己有腎結石時，切記一定要立即就醫，並且按時追蹤到結石全部消失為止，千萬不要誤信民間偏方，以免造成終身遺憾。

吃健康食品對腎臟有益嗎？

門診時，常有病患問我：「顏醫師，吃什麼保健食品才能保護腎臟？」、「吃保健食品是不是就可以減藥？」其實正常人是不需要吃健康食品的，除非是經由醫師診斷，有特殊營養需求的人才需要。一個身體健康的人可以從每日飲食裡獲取足夠的營養，但少數特殊族群，例如長期血液透析的病患，血液經過體外循環，會讓水溶性維他命流失掉，必須補充葉酸及維他命B群，孕婦可以額外補充葉酸，停經後婦女可補充鈣片。此外，需要灌食的病人，因為無法從嘴巴吃東西，可能會造成營養不足，醫護人員會視情況幫他們補充適量的礦物質及維他命。所以，一般正常人是不需額外補充健康食品。

幾年前，有個老婆婆因為急性腎衰竭而緊急住院，並且接受洗腎治療。我在門診追問之下得知，這位婆婆的腎功能原本沒問題，因為吃了女兒從國外旅遊帶回來的人參導致生病，經過化驗後發現，健康食品其中含有高濃度的銅，推測可能是在生產或製作過程中受到了汙染，導致銅殘留。原本她的女兒是出自一片好意，希望家人更健康，沒想到選購不慎，結果適得其反。

健康食品（保健食品）明明不是藥品，它的功能卻常常被少數廠商給過度誇大了！很多市售的健康食品宣稱具有調節血糖、輔助調節血壓、調節血脂……等療效，我實在不敢苟同。舉例來說，假如民眾有高血壓，測量到收縮壓二百毫米汞柱，若立刻服用降血壓的藥物，就可以將血壓回復到正常的數值，但是如果吃健康食品，如何輔助調節血壓回到正常值呢？

健康食品不能代替藥物

依據台灣的法令規定，健康食品須向食品藥物管理署申請查驗登記，取得許可後，始得稱作「健康食品」。目前健康食品的查驗登記，需經過安全性、功效性及安定性試驗，由食品藥物管理署審查評估安全無虞，並具有保健功效，始可取得健康食品許可證。目前可以宣稱的保健功效共有十三項：護肝、抗疲勞、調節血脂、調節血糖、免疫調節、骨質保健、牙齒保健、延緩衰老、促進鐵吸收、胃腸功能改善、輔助調節血壓、不易形成體脂肪、輔助調整過敏體質。產品的保健功效及其文宣敘述，取決於個別產品所提出的科學驗證結果，通過審查的產品會給予健康食品許可證字號的小綠人標章。

由於健康食品業者所提供的實驗報告，通常是自行委託各學術研究單位執行，再加上動物實驗和人體試吃實驗只需要提供其中一項的報告即可，所以很多健康食品的研究報告只限於在動物實驗，缺乏人體試吃實驗的調查，如此一來，審核可能不夠嚴謹。因此有些人認為食品藥物管理署所提供的小綠人標章是在幫業者背書，並不是一個恰當的措施。

我認為攝取保健食品並非必要，只要維持均衡的飲食，加上適當的運動，就是讓身體獲得健康的最好方法。

腎病族這樣吃，減少負擔，有效吸收

當看診的時間充裕時，我會在門診時間就跟病人進行一對一的衛教，除了再三囑咐止痛藥應依醫師處方服用，絕對不能隨便吃之外，也要求他們多注意一些日常飲食習慣：

多吃天然的食物、少吃加工食品

雖然食品添加物有其存在的必要，衛生福利部也訂出了十七類，共約八百種的合法添加物。但是過去衛生主管機關稽查時，還是發現有少數業者違法過量使用食品添加物，或違法添加未被核准的化合物，甚至使用工業等級的添加物來替代食品等級，因此多吃天然食物，少吃加工食品，才是保健養生的不滅定律，也是林杰樑教授經常叮嚀國人的一句話。

採取低磷飲食

日常生活中的很多天然食物都屬於高磷食材，例如全穀類、內臟類、核果類及豆類、奶製品、新鮮肉類及海鮮等。現在廠商為了增加加工食品的口感、美觀、延長保存期限並降低成本，會加入不同的食品添加物，其中「磷酸鹽類」被廣泛用於各類魚丸、肉丸、漢堡肉、重組牛肉等，法規允許磷酸鹽於食品製造或加工時使用，可用在肉製品及魚肉煉製品。除了加工肉品外，酵母類、巧克力、碳酸飲料和乾燥海產食品也都有人工添加磷酸鹽。根據國人膳食營養素參考攝取量，一般成人每日建議攝取量為八百毫克。磷離子是經由腎臟排出，若長期大量攝取高磷食物，對於腎臟功能不良或慢性透析的族群，磷將無法順利排出體外，可能會導致高血磷症。長期高血磷症會有副甲狀腺機能亢進、腎性骨頭病變，血管或軟組織鈣化，腎衰竭，也會增加心血管疾病的風險。因此腎功能不良或透析患者應減少食用含高磷酸鹽的加工食品，才能避免腎功能惡化，也可以減少長期心血管疾病的風險。腎功能有問題者，建議以低磷飲食為原則，避免攝取起司、牛油、奶製品、碳酸飲料、花生、丸子等含磷較高的食物。

少吃太油、太鹹的食物，並避免吃太多海鮮、動物內臟等高普林的食物

食物中的普林會經由肝臟代謝為尿酸，尿酸再經由腎臟排出。腎功能不良患者會無法順利將尿酸排出，可能會有高尿酸血症，增加尿酸結石、腎絲球硬化和腎功能惡化等併發症的風險。台灣人很喜歡吃火鍋，街上火鍋店林立，到了冬天往往更是高朋滿座。吃火鍋當然免不了要喝湯，但一般火鍋湯頭裡的含鹽量及普林值都很高，對腎臟病患者不利，而且很多火鍋料Ｑ彈的口感，是因為添加了磷酸鹽，對於腎臟功能不良或慢性透析的族群，磷將無法順利排出體外，可能會導致高血磷症。

少吃高溫油炸、大火快炒的食物

高溫燒烤的肉類，如烤肉、炸雞排、炸豬排等，會產生糖化終產物（advanced glycation end products）。食物中本來就有糖化終產物，但是烹飪方式及過程越久會使其大量增加。攝取富含糖化終產物的食物，會使組織、器官中糖化終產物濃度上升，也是讓腎臟功能變差的元兇之一。動物實驗亦證實，限制糖化終產物的攝取，可預防血管及腎功能異常，增加糖尿病的胰島素敏感性，促進傷口癒合，甚至如低熱量飲食般延長小鼠的壽命。因此在飲食上，研究人員也建議，食物若以煮、蒸、汆燙的方式烹飪，不但可以減少烹飪時間，無需高溫，還可以減少糖化終產物的產生。烹煮過程中加酸如醋、檸檬酸，也可減少糖化終產物的產生。

每一餐不要吃太飽、控制熱量

如果民眾每一餐都吃得很飽，攝取了過多的熱量，會導致體重上升，並增加心血管疾病的風險。

低蛋白飲食

腎臟的主要功能是代謝飲食中所產生的廢物及毒素，應謹守少鹽、少油、少糖、低蛋白的飲食原則，少吃大魚大肉，避免重口味，可以避免加重腎臟的負擔。因為富含蛋白質的食物經消化分解後會產生氨、氨基酸等毒素，必須仰賴腎臟的排除功能，才能隨著尿液一同排出體外，長期高蛋白伴隨高鹽分的飲食，容易加重腎臟負擔，可能導致腎臟功能下降。此外，許多環境毒素如戴奧辛、多氯聯苯、金屬等都會累積在動物的脂肪組織和內臟器官裡，應避免食用。

少吃高鉀蔬果

大家一定覺得很奇怪，醫師不是常強調多吃新鮮蔬果對健康有益嗎？其實腎功能差的病患跟一般人的狀況剛好相反，蔬果裡含有豐富的鉀，吃進肚子裡後會跟鈉結合，有助於將鈉排出體外。正常人多吃蔬果的話能降低罹患高血壓的機率，不過腎臟有問題的人，由於無法正常代謝鉀離子，若吃太多鉀含量高的蔬果，如香蕉、柳丁、蓮霧、芭樂，會因為鉀排不出去而造成高血鉀症，導致心律不整，嚴重的話還可能會有生命危險。

由於鉀是水溶性的，若是腎臟功能不好的人想吃青菜，可以先用熱水燙過，然後把湯汁倒掉，只吃青菜，如此一來還是可以攝取到足夠的纖維質。

此外，要特別注意的是，最近很夯的消水腫紅豆水，其中所含的鉀及磷都很高，腎臟有狀況者千萬不要輕易嘗試。

外食族這樣吃，預防三高、「腎」生不息

現代人生活忙碌，外食族也越來越多，但外面賣的食物的品質及調味等，都不是自己能掌控的，要如何確保吃得健康呢？其實肝、腎正常健康的人，不用太過擔心外食對身體的危害，但若是有心血管疾病、糖尿病或肝、腎出現問題的人，就要盡量避免下列食物：

高鈉食物

二〇一三年六月，國民健康署曾發佈一則新聞，宣稱國人鈉的攝取量太高了。報導中提到，很多學生把泡麵當成正餐，每包泡麵鈉含量為一千至

三千毫克，如果再搭配零食，很快就超過成人一天攝取鈉的建議（二四〇〇毫克，約六公克的鹽）。鈉含量攝取太多，除了造成高血壓之外，也可能增加後續心臟病、高血壓的風險。便利商店常見的泡麵、洋芋片、鱈魚絲及關東煮的湯頭，都是高鈉食物，應盡量避免。

由於國人鈉含量普遍都攝取太高，國民健康署也提供了減鹽的秘訣給大家參考：

選購新鮮食材：新鮮食材的含鈉量不高，但加工後的食品就可能添加了鹽或其他含鈉的調味品，例如榨菜、麵線、筍乾、香腸、鹹蛋、肉乾、火鍋餃等。

用天然食材代替鹽：烹調時可使用醋、蘋果、鳳梨、番茄等天然水果來增加酸味，或用味道強烈的食材，如香菜、海帶、洋蔥、香草來提煉食物的原味，以及使用人參、當歸、枸杞等中藥材及胡椒、八角等辛香料來取代鹽調味。

利用烹調降低鹽的用量：運用烤、蒸、燉等烹調方式，來保持食物的天然鮮味。

至於外食族，也可用以下方法來減鈉、減鹽：

要求店家減少調味：因應個人口味，減少鹽的使用，例如燙青菜少放肉燥或醬油，烹調不加味精等。

外食時少選醃、燻、醬、滷、漬等方式烹調的菜餚。餐桌上的鹽瓶及醬油罐也要少碰，盡量減少額外再添加任何調味料。

以「生辣椒加白醋」取代辣椒醬、辣椒油。

少喝口味過鮮甜或過鹹的湯。

泡麵調味料減量，盡量從三分之一的調味包開始酌量減少。

少吃洋芋片、玉米脆片、鹹酥捲餅、爆米花及調味過的堅果類，這類產品常常添加了大量的鹽。

加工蔬果汁大多摻有鹽調味，建議盡量選擇天然不添加人工調味的蔬果汁。

高磷飲食

磷是人體必須的礦物質，而且普遍存在於各類食物中，根據國人膳食營養素參考攝取量，一般成人每日建議攝取量為八百毫克，十三歲到十八歲青少年為一千毫克。正常成人血液中磷離子濃度為二・四－四・七毫克／分升，過高或過低的血磷濃度，對健康都會造成影響。嚴重的低血磷症患者可能會有肌肉無力、橫紋肌溶血症、意識不清、甚至有心肺衰竭等風險。磷需經由腎臟排出，過多的磷雖然對正常人不太有影響，但對於腎臟功能不佳的病患，會因磷無法順利排出體外而導致高血磷症。少數高血磷病人會有低血鈣症狀，例如腹脹、腸阻塞、心律不整、抽搐、抽筋、意識不清等；此外，長期高血磷症也會引起副甲狀腺機能亢進、腎性骨頭病變等。另外，由於磷酸鹽會和體內的鈣離子結合，沉積於軟組織當中，因此嚴重高血磷症的合併症包括了血管或軟組織鈣化，腎衰竭，也會增加心血管疾病的風險。

根據行政院衛生署公布之「食品添加物使用範圍及用量標準」，第十三類分類為結著劑，所有的合法結著劑皆為磷酸鹽類，可使用於加工肉品中，但每公斤的加工肉品的磷含量不得超過三公克。法規允許含磷結著劑於食品製造或加工時使用，可用在肉製品及魚肉煉製品，但新鮮食材則不得添加。不過國內曾發現業者違法添加的案例，例如，二〇一三年爆發業者違法將磷酸鹽溶液灌入牛、羊肉等食材中。二〇一四年也發現業者將蝦仁泡在磷酸鹽液體中。因為法規明確規範磷酸鹽不得使用於新鮮食材，同時也有使用上限的規定，試問如果業者直接將新鮮食材泡在磷酸鹽溶液中，又如何控制磷酸鹽的劑量呢？

有鑑於高血磷症對於腎臟病及心血管疾病的不良影響，二〇一四年六月美國腎臟醫學會（American Society of Nephrology）公開呼籲美國食品藥物管理署（FDA）對於食品中的磷酸鹽應下列規範：一、應規範業者在加工食品中明確標示磷酸鹽的含量。二、須標示食品中的天然和外加的磷酸鹽含量。三、對特殊敏感族群如慢性腎臟疾病患者，應訂出磷酸鹽每日的最大安全攝取量。因此腎功能不良或透析患者應減少食用含高磷酸鹽食品，才能避免腎功能惡化，也可以減少長期心血管疾病的風險。

日常生活中的高磷食物：

天然食材：全穀類、內臟類、核果類及豆類奶製品、新鮮肉類或海鮮。

加工食品：酵母類、巧克力、碳酸飲料、乾燥海產食品、加工肉品。

高鋁食物

鋁常被拿來當成麵包、糕餅類或油條的膨鬆劑，因鋁會產生二氧化碳，增加食物的膨鬆感及口感。但若鋁長期累積在體內，可能增加罹患阿茲海默症及骨頭病變的風險。腎臟功能正常的人可以把順利把體內多餘的鋁排出去，但腎病患者無法順利排出，因此飲食上應避免甜甜圈、麵包、糕餅、油條等食物，才能避免罹患鋁中毒相關病變。

過甜的食物

現代人罹患糖尿病及代謝症候群者越來越多，如果再攝取太多高糖食物，血糖高及脂肪肝的情況更難控制。正常的白糖、砂糖或冰糖等熱量已經很高了，但很多業者使用的高果糖玉米糖漿更甜，例如手搖杯飲料、蛋糕、餅乾、糖果等很多都是添加了高果糖玉米糖漿，所以肥胖者、有糖尿病及代謝症候群的人，能不碰就不要碰。

生菜沙拉

生菜沙拉看似健康，但其實可能含有肉眼看不到的寄生蟲及微生物汙染等問題，如沙門氏菌，及引發急性腎衰竭的大腸桿菌（O157：H7）汙染，可能導致危險的敗血症。所以最好還是等食物煮熟之後再吃比較安全。

含咖啡因飲料

很多人為了提神，會把咖啡、茶當開水來喝，或是天氣寒冷時也會喝一杯熱可可。咖啡被世界衛生組織列為２Ｂ級致癌物，不過有很多研究顯示咖啡有益身體健康，咖啡是否影響健康，其實取決於怎麼喝。關於咖啡的醫學研究，正反面評價都有，有研究指出喝咖啡可減少罹患攝護腺癌機會、降低死亡率，但也有研究認為會增加心血管疾病風險，但相關證據仍然不足。之前有研究表示咖啡含微量２Ａ致癌物丙烯醯胺，不過因為丙烯醯胺的含量很低，所以不需過度擔心。我認為只要適量飲用，仍可享受咖啡香醇，一天咖啡因的攝取量不應喝超過三百毫克（一杯咖啡約一百四十毫克），若過量攝取對心血管疾病不利，可能會出現焦慮、不安、血壓增高、心悸等症狀。此外傍晚以後最好少喝咖啡，以免影響睡眠品質。

反式脂肪

反式脂肪雖然不是飽和脂肪，但對身體的危害卻不容小覷。反式脂肪會對心血管造成傷害，並且增加脂肪肝及代謝症候群的風險。反式脂肪的來源有兩大類，一種是天然存在於自然界的，另一種則是加工產生的。牛、羊等反芻動物因特殊的消化道細菌作用，會將牧草發酵合成部分的反式脂肪，根據研究指出，這類反式脂肪對健康沒有負面影響。比較有健康疑慮的，則是氫化過的植物油，其優點為耐高溫、穩定性高，但這些經人工改變過的脂肪分子結構，則會對健康造成傷害。人工反式脂肪存在於下列食品中，為了健康著想，應減少攝取。

含反式脂肪的食品：

油炸食品：炸雞、炸薯條、油豆包、油豆腐、油條、鹹酥雞、甜甜圈。

糕餅類：以酥油、植物酥油、烤酥油、白油、硬化油這類油品製成的派類或酥皮點心。

烘焙用油製品：小西點、鬆餅、部分烘烤麵包。

油脂類：餅餡油、塗抹油、沙拉醬。

零食：洋芋片、餅乾、甜甜圈、經油炸的速食麵。

人造奶製品：奶精、奶精粉。

高普林食物

食物中的普林會經由肝臟代謝為尿酸，尿酸再經由腎臟排出。腎功能不良患者無法順利將尿酸排出，可能會有高尿酸血症，增加尿酸結石、腎絲球硬化和腎功能惡化等併發症的風險。所以普林值較高的食物不適合有腎臟病、痛風及心血管疾病的患者，有這些問題的人應少吃海鮮、內臟、火鍋湯、菇類、豆類、肉類。

結語

現代人越來越重視養生，如何吃得健康成為一個重要的課題，目前已知經由健康的飲食控制及不抽煙不喝酒，可降低約百分之七十的癌症及慢性疾病發生率。本書內容講述了一些食的安全與健康原則，只要能夠在日常生活中提醒自己，相信健康飲食再也不是一件難事。

一、每天適量的喝煮沸過的白開水。

二、多吃天然食物，少吃加工食品。

三、盡量購買本土當季食材，避開連續採收作物。

四、購買有主管機關認證的商品。

五、正確清洗蔬果，減少農藥殘留。

六、多吃小魚，少吃深海大魚。
七、不過量攝取紅肉，少吃內臟器官。
八、少吃高溫烹調食物，改以低溫烹調。
九、烹調時須少油、少鹽及少糖。
十、食品正確保存，避免黴菌毒素汙染。

國家圖書館出版品預行編目資料

食品不安全的年代如何自保？顏宗海醫師教你怎麼吃最安心！／顏宗海著.--初版.--臺北市：平安.
2016.4
面；公分（平安叢書；第512種）
（真健康；44）
ISBN 978-986-92610-6-7（平裝）

411.1　　105004089

平安叢書第512種
真健康 44
食品不安全的年代如何自保？
顏宗海醫師教你怎麼吃最安心！

作　　者—顏宗海
發 行 人—平雲
出版發行—皇冠文化出版有限公司
台北市敦化北路120巷50號
電話◎02-27168888
郵撥帳號◎15261516號
皇冠出版社（香港）有限公司
香港上環文咸東街50號寶恒商業中心
23樓2301-3室
電話◎2529-1778　傳真◎2527-0904
總 編 輯—龔橞甄
責任編輯—平靜
美術設計—王瓊瑤
著作完成日期—2016年02月
初版一刷日期—2016年04月

法律顧問—王惠光律師

讀者服務傳真專線◎02-27150507
電腦編號◎524044
ISBN◎978-986-92610-6-7
Printed in Taiwan
本書定價◎新台幣280元／港幣93元